養性延命錄

齊梁·陶弘景 著
金載斗 譯註

養性延命錄

齊梁·陶弘景 著
金載斗 譯註

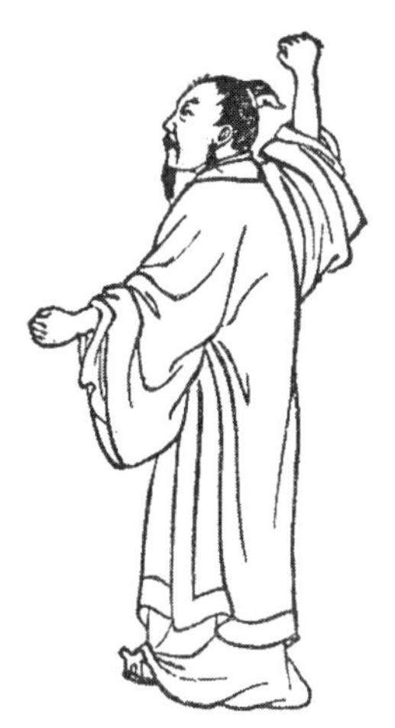

學古房

머리말

건강은 동서고금(東西古今)의 제일가는 관심사였으니 그 중요성을 모르는 자는 없다. 그러므로 예부터 5복(五福)을 수(壽)、복(福)、부귀(富貴)、다남(多男)、고종명(考終命)이라 하여 건강을 수위(首位)에 놓았음은 건강이 생명 그 자체였기 때문이다.

우리나라 50대 이상 남녀의 설문통계를 보아도 최대의 관심사는 건강이고 건강기능식품매출액이 매년 27%씩 향상하는 것을 보아도 온 국민의 열망(熱望)이 무엇인가는 충분히 알 수 있다. 한국인의 평균수명은 해마다 향상하여 2008년에 남자 75세, 여자 82세가 되었고 2010년에는 남녀평균 78.6세가 되었다. 그러나 한국인의 30대 이상의 성인병 발생률은 고혈압이 남 30.1%、여 27.7%이고 당뇨병은 남 11.3%、여 9%이며 암은 남 2.1%、여 4.3%이니 이러한 유병(有病)、미병(未病)의 장수인 들은 주위에 흔하다. 비록 난치병발생률의 증가가 세계적인 추세라고 하나 이를 보면 건강사회구현을 위해 아직도 동양의학、서양의학、양생학(養生學)의 역할은 지대(至大)하다고 아니할 수 없다.

어느 시대보다도 세계적으로 성인병, 특히 고혈압과 비만인 채로 장수하는 원인은 경제력향상에 의한 충분한 영양섭취、규칙적 운동、문명생활에 의한 방한(防寒)、방서(防暑)、건강지식의 보급에 있다고 하겠다. 그러나 현대인의 건강지식、의학정보는 양방의학(洋方醫學)적인데다가 단편적인 것이 대부분이며 그 중에는 분명히 그릇된 지식도 있어 간혹 잘못된 건강지식으로 건강을 잃는 예도 보았다.

흔한 말로 "자기의 경험이 진리이다." 라고들 한다. 이 말이 비록 완전하지는 못하나 겪은 부분만은 진실하다는 뜻으로 받아들이면 될 것이다. 그런 의미에서 역자는 20대 초반부터 연구하고 수련해왔던 경험을 토대로 하여 본서의 건강지침(健康指針)을 전달하려고 한다.

역자는 10세 때 어느 날 나무그늘 아래 혼자서 조용히 앉아 있다가 이경(異境)을 체험했다. 즉 인간은 대우주(大宇宙)의 분신인 소우주(小宇宙)로서 인간은 대우주의 무한능력을 지닌 채 대우주와 동일한 영원한 수명을 누릴 수 있음을 짧은 몇 분간 가슴을 통하여 뼛속 깊이 느낀 것이다. 그러한 내용은 그전까지 한 번도 듣거나 본 적이 없었으며 결코 사색의 결과도 아니었다. 그것이 사람의 심신(心身)을 개변(改變)시키는 견성(見性)이나 오도(悟道)는 아니었으나 원리와 그에 따른 느낌은 오늘에 이르기까지 몸과 마음 깊이 남아있어 항상 삶의 지침으로 작용하여왔다.

그런 이후 평탄치 않은 주위환경 때문에 수시로 고심(苦心)하였고 그 결과 육체도 간헐적으로 병고(病苦)에 시달리게 되었다. 그리하여 병고를 벗어날 방법을 모색하다가 아무런 사전의 정보、지식도 없던 선도(仙道)를 하면 되겠다는 영감(靈感)이랄까 충동을 느꼈다. 그리하여 선도원전(仙道原典)을 읽기 위해 수년간 한문을 공부하였고 선도수련의 기초 작업으로 양생학 원전들을 읽으며 수련하니 건강은 눈에 띄게 좋아졌다. 특히 감기、급성질환을 오직 양생법만으로 1시간내외에 치유하였을 때 얻어지는 성취감은 생활의 즐거움중의 하나가 되었다. 또한 역자로부터 배운 여러 사람이 치유된 경험을 들려줄 때에는 보람과 함께 저절로 지난날을 돌아보게 된다.

역자는 평소 도홍경이 도인(道人)이자 명의(名醫)라는 점에 호감을 지니고 있었다. 그것은 역자의 이상적(理想的)인 명의상(名醫像)에 부합하였기 때문이다. 여담(餘談)이기는 하나 그의 저서 《진령위업도(眞靈位業圖)》를 읽고서 《삼국지(三國志)》에서 유비(劉備)의 모사였던 서서(徐庶)가 신선이 되었음을 알았다. 그리고 그가 모산(茅山)의 수도처의 뜰에 많은 소나무를 심어놓고 바람이 불 때마다 소나무가지들이 서로 부딪히는 소리인 "송도(松濤)"를 감상했음을 알고 나서 공감(共感)하였다. 이러한 일련의 일들이 본서를 번역하게 된 잠재적 동기가 되었다고 생각한다.

역자는 독자여러분께 본서를 읽기 전에 당부하고 싶은 말이 있다. 대우주를 공부하는 학문이 천문학(天文學)、우주물리학(宇宙物理學)、점성학(占星學)이듯이 소우주인간을 연구하는 학문도 동양의학、서양의학、양생학(養生學)、선도(仙道)、동서양의 제가철학(諸家哲學) 등 여럿이다. 아시다시피 체계가 달라 동일대상을 연구하는 주위학문과 옳고 그름、방법의 우열을 논하기 어렵다. 그러므로 본서의 양생법도 지금까지 나름대로 믿고 지켜왔던 건강수칙(健康守則)、의학지식(醫學知識)과 비교하지 말라는 것이다. 그건 그대로의 원리가 있고 이것은 이것대로의 원리가 있으나 정사(正邪)와 우열(優劣)은 상근기(上根機)와 경험자만이 알 수 있기 때문이다.

즉 독자여러분은 빈 마음으로 대하시어 가슴에 울림이 있다면 따르면 된다. 믿는 만큼 노력하여 캐내어 가질 수 있고 뿌린 대로 거둔다는 철칙(哲則)이 틀리지 않는다면 본서의 말대로 천지(天地)와 동일한 수명을 누리게 될 것이다.

끝으로, 저자 도홍경 선생께 무한한 존경과 감사를 바치며 본서의 출판을 흔쾌히 허락하신 학고방 출판사 하운근 대표님과 임직원일동에게도 감사드린다.

2012년 12월 1일

김재두(金載斗)

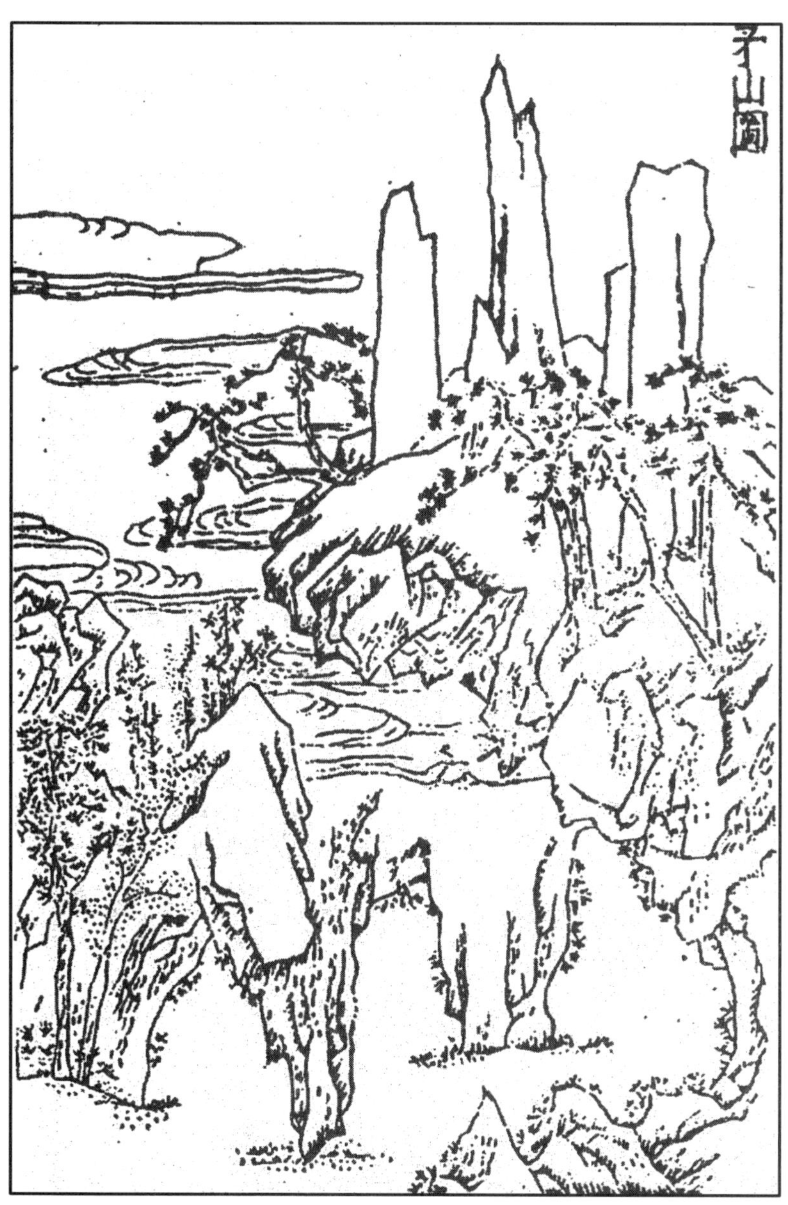

모산(茅山)

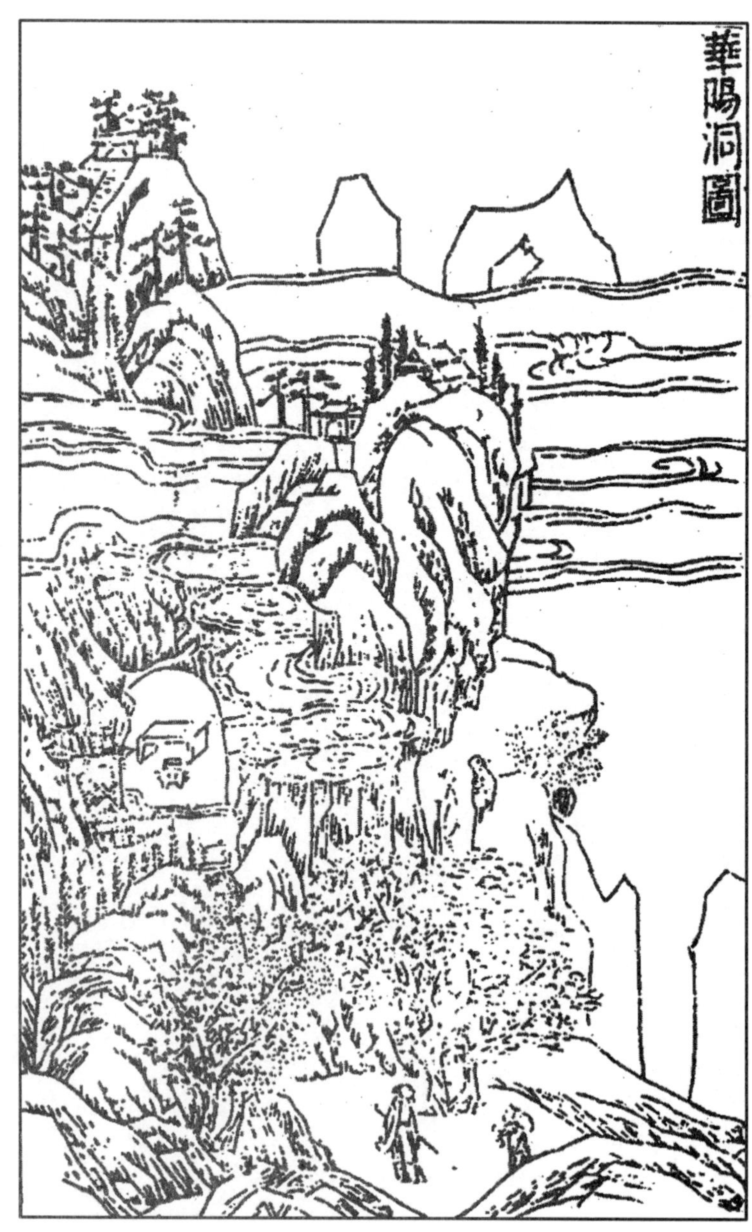

화양동(華陽洞)

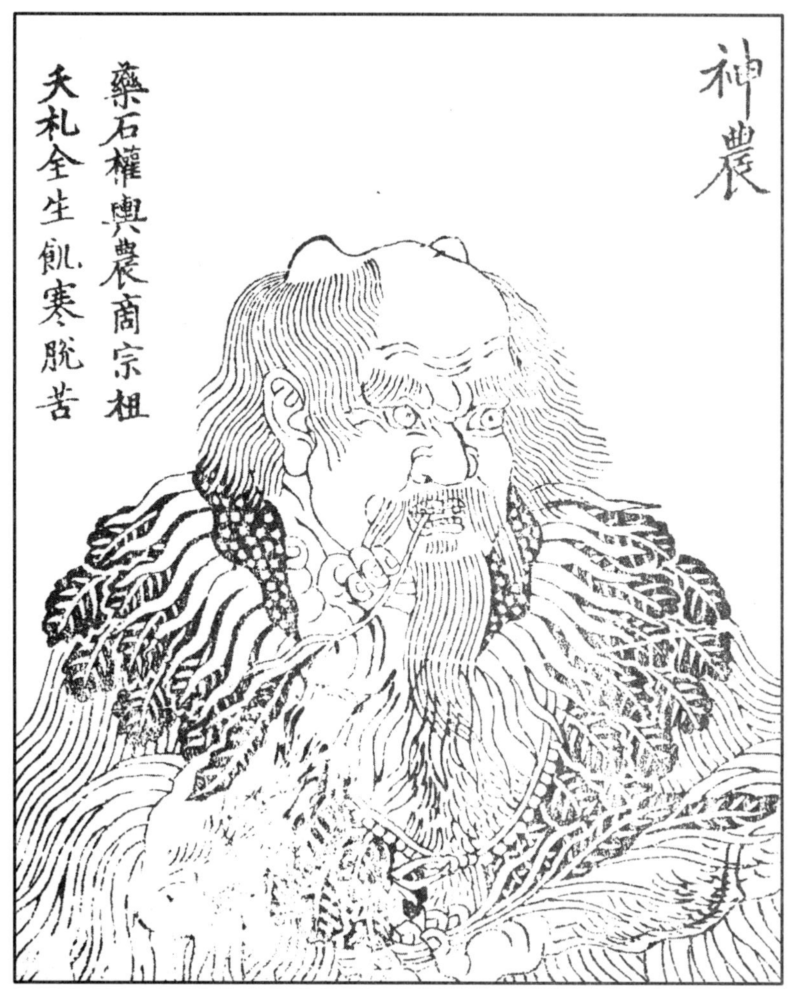

신농(神農)

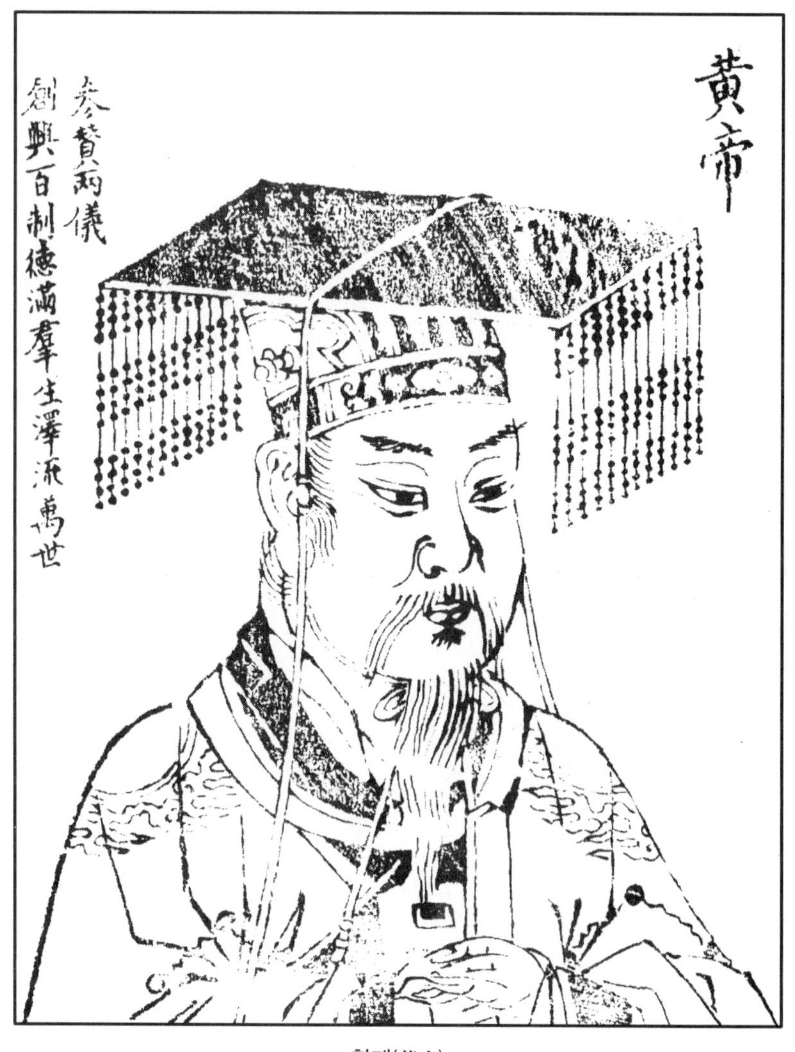

황제(黃帝)

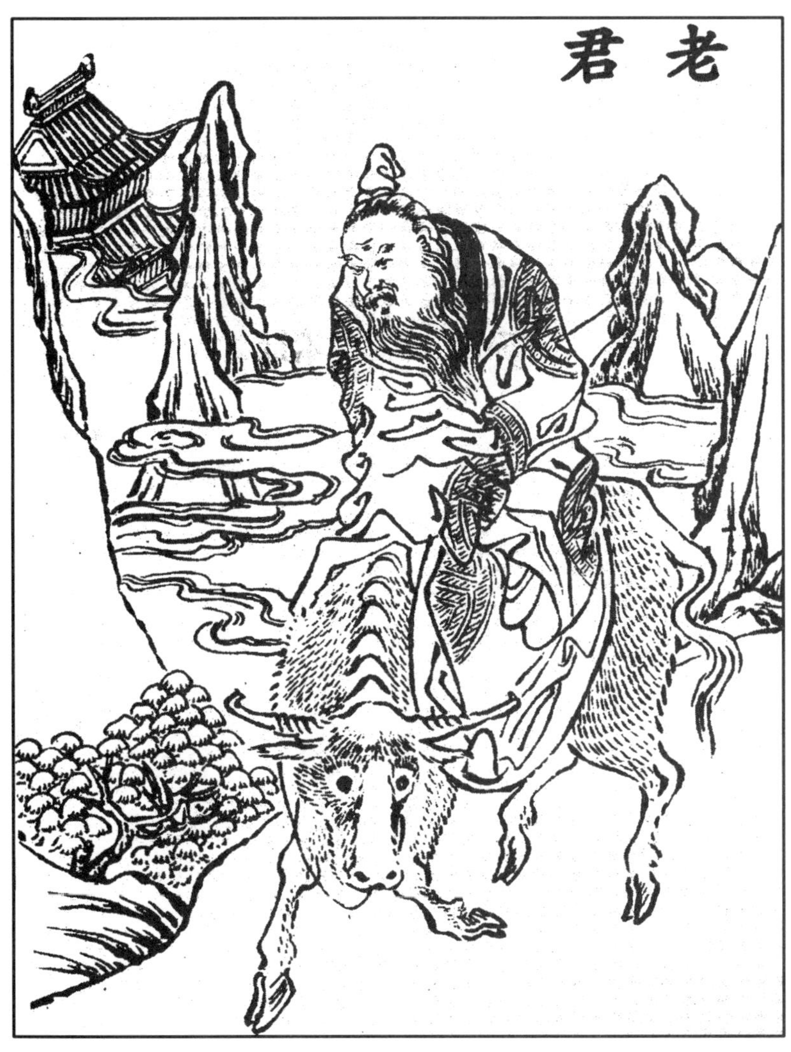

노자(老子)

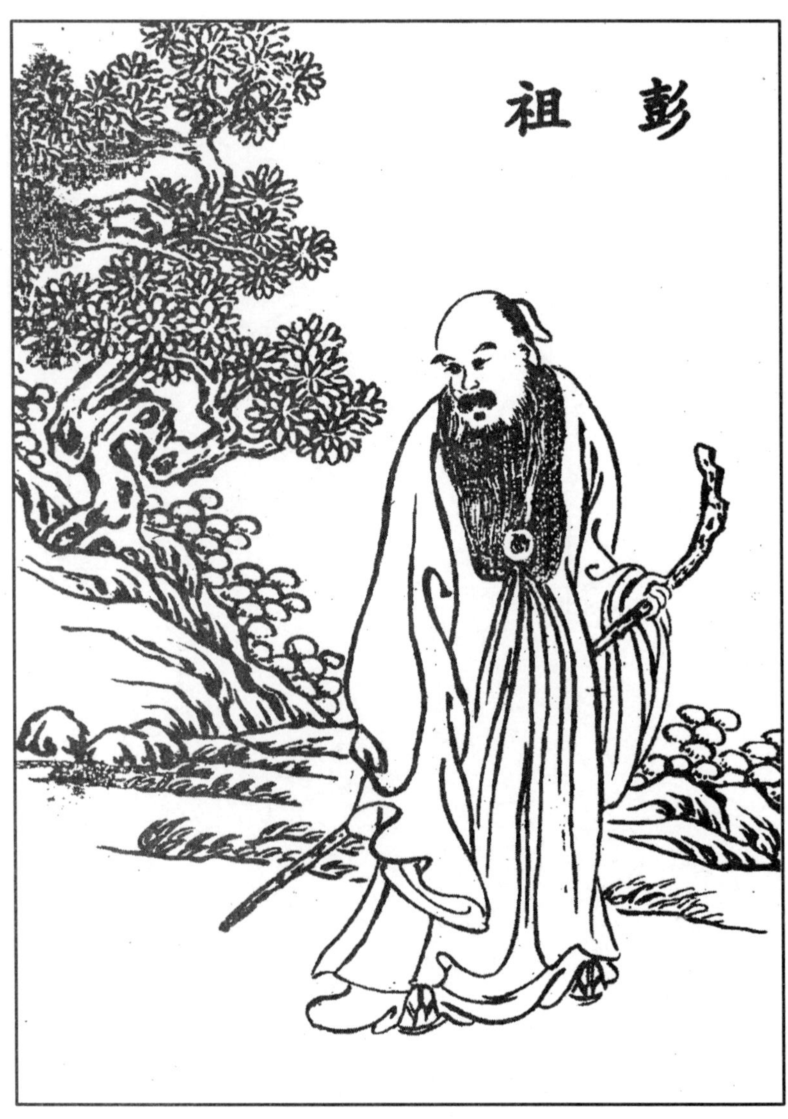

팽조(彭祖)

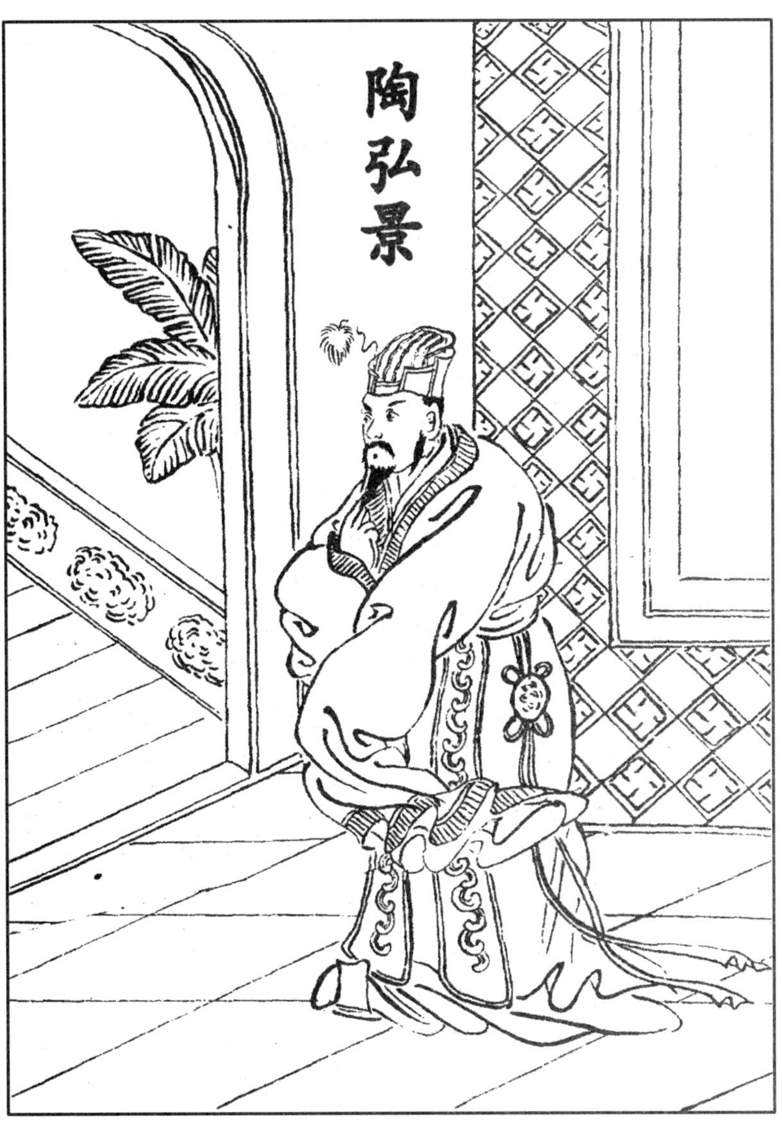

도홍경(陶弘景)

解題

○ 《양성연명록(養性延命錄)》

《양성연명록(養性延命錄)》은 남조(南朝), 제량(齊梁)의 도사(道士) 도홍경(陶弘景)의 저작으로 현존하는 가장 오래된 양생서(養生書)이다. 중국도교협회(中國道教協會)에서 발표한 도교명저 30종중에 양생서는 2종인데 하나는 본서이고 다른 하나는 원대(元代)의 이붕비(李鵬飛)가 저술한 《삼원연수참찬서(三元延壽參贊書)》이니 본서의 학문적 중요성은 짐작할 만하다.

도홍경은 본서를 저술함에 있어 북위(北魏)의 장담(張湛)의 저서 《양생요집(養生要集)》을 근간으로 삼고서 위로는 신농(神農)、황제(黃帝)、노자(老子)、장자(莊子)、팽조(彭祖)에서 위진시대(魏晉時代)의 제현(諸賢)의 양생론(養生論)을 산정(刪定)하여 상권3편、하권3편 총 6편으로 성서(成書)하였다.

그는 제목을 정함에 있어 대표적인 용어인 "양생(養生)"을 사용치 않고 "양성(養性)"으로 정하였는데 이유는 본서 중에 도가철학(道家哲學)이 다른 양생서보다 많은 비중을 차지하고 있는 것으로 보아 심성(心性)을 수양하는 성공(性功)을 체력강화를 목표로 하는 명공(命功)보다 중시하였기 때문이다.

흔히 선도(仙道)는 양생술(養生術)을 기초로 하여 성명쌍수(性命雙修)하여 신선이 되어 백일승천(白日昇天)함이 목표라고 한다. 즉 양생술과 선도에서 심성(心性)을 수양하는 이유는 심신일여(心身一如)이기 때문이다. 성공(性功)은 염담허정(恬淡虛

靜)、무위자연(無爲自然)의 내용인 도가철학의 공부와 무념무상(無念無想)의 좌한(坐閑)의 수련으로 대별(大別)되나 성공(性功)과 명공(命功)은 상생의 효과가 있으므로 억지로 구분하지는 않는다.

본서가 다른 양생서와 다른 특징은 다음과 같다.

① 도가철학(道家哲學)의 강조.

② 6자결(六字訣)의 상세한 설명.

③ 화타(華陀) 오금희(五禽戲)의 공법(功法)을 최초로 수록.

④ 남녀교접(男女交接)의 도(道).

養生延命錄卷上

1) 敎誡篇第一　가르쳐 삼가게 함.

① 불로불사(不老不死)의 원리

도홍경은 ≪신농경(神農經)≫을 인용하여, 곡식을 먹는 자、돌을 먹는 자、영지(靈芝)를 먹는 자、단약(丹藥)을 먹는 자가 얻을 수 있는 공효(功效)를 순차적으로 설명하였다. 이들 중 중요한 것은 단약(丹藥)을 먹으면 불로불사(不老不死)한다는 점이다. 즉 저자는 단약을 복용하여 성선(成仙)함을 철저히 확신한다는 견해를 천명(闡明)하였다.

그리고 《혼원도덕경(混元道德經)》을 인용하여, 대우주(大宇宙)의 분신인 소우주(小宇宙)인 인간은 대우주와 동일원리와 성분을 지녔으므로 장생불사할 수 있다는 논리를 밝혔다. 그리하여 5장신(五臟神)의 장양(長養)과 면면약존(綿綿若存)하는 호흡에 의하여 불사할 수 있음을 강조하였으니 이는 심신(心神)만 가지고 따지는 도가철학에 비하여 육체의 기반위에 도가철학을 해석한 선도(仙道)의 견해이니 인간육체의 무한한 가능성을 제시하였다는 점에서 현대인에게 무한한 희망을 줄 수 있다.

또한 저자는 《장자(莊子)》와 《열자(列子)》를 인용하여, 천명(天命)을 알게 되면 지족(知足)、안분(安分)하여 위태로움과 욕됨이 없는 생활을 하게 되므로 속된 지식의 추구를 극력하게 반대하였다.

사실 모든 성인(聖人)의 말은 반쪽의 진리가 대부분이어서 모든 상황에 다 맞지는 않는다. 모든 성인은 똑같은 상황에 대해서도 각기 다른 견해를 밝혔으니 자신의 독특한 상황에 맞지 않는 성인의 말을 따르는 것은 인삼이 맞지 않은 사람이 인삼을 먹는 것과 다를 바 없다. 그러므로 《道德經•六十章》曰, 道로써 천하에 임하면 聖人도 그를 傷하게 하지 못한다.(以道莅天下 聖人亦不傷之。)、《道德經•十九章》曰, 聖을 끊고 智를 버리면 백성의 이익은 백배가 된다.(絶聖棄智 民利百倍。)

② 양생(養生)의 필요성

도홍경은 이렇게 염담무위(恬淡無爲)의 철학과 그 실천의 바탕위에서 양생할 것을 다음 서적을 인용하여 주장하였다. 《황노경현시(黃老經玄示)》、《혼원묘진경(混元妙眞經)》、《노자지귀(老子指歸)》、《대유경(大有經)》、《도기경(道機經)》、《하도제시맹(河圖帝視萌)》、《낙서보여명(雒書寶予命)》、《공자가어(孔子家語)》、선전(仙傳)、사마담(司馬談)의 말, 이러한 책들은 심신(心神)과 천시(天時)、지리(地理)、세속、남녀교합의 득실을 제시하여 논하였다.

③ 양생(養生)의 방법

《소유경(少有經)》과 《황제중경(黃帝中經)》에서는 정신、감정과 육체와의 관계를 논하여 염담허정(恬淡虛靜)에 기초를 둔 12소(十二少)를 지닐 것을 권하였고 《황정경(黃庭經)》、《노군윤씨내해(老君尹氏內解)》에서는 옥천(玉泉)을 삼키는 방법을 내보이면서 팽조(彭祖)가 말한 도인술(導引術)、납기법(納氣法)、태식법(胎息法)、상약(上藥)을 복용할 필요성을 소개하였다. 또한 한융원장(韓融元長)과 소중담(邵仲湛)이 설명한 술과 5곡(五穀)의 득실을 소개했으며 《황제내경•소문(黃帝內經•素問)》에 수록된 상고인(上古人)과 금시인(今時人)의 생활을 비교하며 금시인의 요절의 원인을 설명하였다. 또한 《서병론(敍病論)》과 중장통(仲長統)의 말、진기원방(陳紀元方)의 말을 인용해서도 모든 병의 원인은 잘못된 생활습관임을 밝혔다.

그리고 노자의 말을 빌려 금계(禁戒)를 강조하여 피흉초길(避凶招吉)할 것을 권하였으며 장담(張湛)의 《양생요집•서(養生要集•敍)》를 인용하여 양생대요(養生大要)를 10조(十條)로 간추렸다.

뒷부분에는 신선이 된 청우도사(青牛道士)、팽조(彭祖)의 양생론과 방법을 소개하여 독자의 의욕을 흥기(興起)시켰다. 역자의 견해는 본편에서 실천에 있어 장담의 양생대요와 양생론을 권한다.

2) 食誡篇第二　음식을 삼감.

배불리 먹음、식후에 바로 누움、해진 뒤의 식사를 크게 경계했으며 식사 후에 수리(數里)를 걷도록 권하였다.

소우주(小宇宙) 인간은 대우주와 감응하므로 계절에 따라 음식 맛이 달라야 한다고 하였다. 또한 금기음식과 합기음식(合忌飮食)을 들어 그 이유에 의거한 발병을 말했으며 음식의 냉열(冷熱), 다소(多少)의 득실, 질병을 일으키는 음식의 상태도 들었는데 이는 부패하지 않은 상태인데도 상황에 따라 병을 일으킨다는 이론이다. 그리고 술과 육류를 즐겨 먹는 자의 흉상(凶相)과 악성(惡性)을 들어 이를 경계하였으니 이는 어느 시대보다 음식문화가 풍부한 현대인에게 귀감(龜鑑)이 된다.

3) 雜誡忌禳害祈善篇第三 여러 가지 삼가고 피할 것과 해침을 물리치고 길(吉)을 부르는 기도법.

운동부족, 잘못된 성생활, 목욕, 머리감기, 땀난 후, 편중된 감정, 잠자는 방법, 장소와 방향, 해와 달의 응시, 대소변의 참음 등이 건강에 주는 영향을 열거했으며 가위눌림에 대한 응급 처치법은 기억할만하다.

정월원단(元旦)에 태상노군(太上老君)께 드리는 간단한 기도는 노자를 존숭하는 자라면 꼭 알아야할 사항이다.

득도(得道)하지 못한 속인이나 수행자는 자신의 지능과 역량으로 헤쳐 나가기 힘든 일이 자주 있다. 겸허한 마음으로 성인(聖人)께 기도하는 습관은 행운, 건강, 지혜를 얻게 해준다. 그러나 5역(五逆), 6불상(六不祥)의 예를 들어 평소의 생각, 말, 행동에 의해 부르는 선악보(善惡報)의 도교적(道教的)인 원리도 설명하였으니 이는 기도에만 의지할 것을 삼가라는 뜻으로 알아야 한다. 특히 "언제나 좋은 일만 말하면 하늘도 복을 준다."는 말은 동서고금(東西古今)의 지고(至高)한 철리(哲理)이니 마음에 새겨 언덕(言德)을 가져 언령(言靈)으로써 인생에 5복이 가득차게 창조하는데 사용해야할 것이다.

마지막으로 《선경비요(仙經秘要)》의 거사명상법(祛邪冥想法)과 옥천(玉泉)마시기、행운을 부르는 구기채(枸杞菜)목욕법은 사변(思辨)에 빠지기 쉬운 현대인과 모든 종교인에게도 직접 행운을 부르는 양법(禳法)으로 권하고 싶다.

養性延命錄卷下

4) 服氣療病篇第四　복기(服氣)하여 병을 치료함.

사람들은 선도(仙道)를 수련한다면 누구나 복기수련(服氣修煉)을 한다고 여길 만큼 복기법은 선도수련의 주종(主宗)을 이루고 있다.

복기법은 외단법(外丹法)에 비해 금전이 필요치 않으며 위험이 훨씬 덜하다는 장점을 가지고 있다. 그러나 복기법도 나름대로 위험성을 지니고 있으니 스승의 지도 없이 수련하는 것은 삼가야한다. 본서에서는 복기법의 효능으로서 조기(調氣)、심(心)과 의(意)의 통일、의수(意守)까지 겸해 얻어지는 익기(益氣)、익정(益精)、익신(益神)을 들었다. 저자는 적극적 양생으로 폐기법(閉氣法)을 설명하였으며 치병용(治病用)으로 6자결(六字訣)을 제시하였다. 6자결은 본래 창시자가 미상(未詳)이나 진한(秦漢)이전부터 현재에 이르기까지 도사、선도수련자、의료인을 막론하고 일반대중까지 수련하고 있는 도교의 대표적 수련법으로 1980년대 이후는 세계화되어 서구(西歐)에서도 6자결을 많은 사람이 수련하고 있다. 이는 6자결이 간편하면서도 효과는 지대(至大)하기 때문이라고 생각된다.

5) 導引按摩篇第五　팔다리를 굽혔다 펴며 잡아당김과 몸을 누

르거나 쓰다듬기

도인(導引)은 중국식 요가이고 안마(按摩)는 현대인이 알고 있는 누르고 문지르고 잡아당기고 비틀고 두드리는 안마와 다르지 않다.

도인술(導引術)은 부분용과 전신용이 있는데 부분용은 안면、치아、눈、모발 등에 행하는 도인겸 안마가 대표적이고 전신용은 입식(立式)、좌식(坐式)、와식(卧式)으로 나누는데 신체부위에 따라 3식의 효과가 다르게 나타난다.

역자의 견해로, 본서가 기타 양생서에 비해 지닌 탁월한 장점은 화타(華陀)가 호랑이、사슴、곰、원숭이、새의 동작을 모방하여 창제(創制)한 5금희(五禽戲)의 수록이다. 화타사망(A.D 208)이후 300여년 뒤에 저술되었지만 5금희를 최초로 기록했다는 점에서 본서의 학술적 가치는 크다고 할 수 있다.

6) 御女損益篇第六 성교의 손익과 유익

어녀(御女)는 성행위를 뜻하니 방중술(房中術)이고 정확하게는 도교성학(道教性學)이라고 정의(定義)할 수 있다. 본편(本篇)은 그 간요(簡要)를 기술하였다.

본편의 주지(主旨)는 성생활을 즐기는 것보다는 금욕(禁慾)이 더 우수하고 욕망조차 일어나지 않음을 최상으로 여긴 점이다. 그러나 성행위를 한다면 여러 금계(禁戒)를 지킬 것을 강조하였다. 즉 술 취했을 때、피로할 때、두려울 때、분노했을 때、대풍(大風)、대서(大暑)、대한(大寒)、일식(日蝕)、월식(月蝕) 등의 천기(天氣)가 불순할 때와 산천、사묘(寺廟)、

우물、아궁이 근처、간음(姦婬), 이러한 경우는 불가함을 역설했고 나이에 따른 성교 횟수、구자(求子)의 택일(擇日)을 왕상일(王相日)로 정하도록 천인상관론(天人相關論)적인 관점에서 역학(易學)적으로 제시하였다.

마지막으로 성교가 인체에 해롭다는 부정적인 인식을 뒤엎는 환정보뇌(還精補腦)를 소개하였으나 그 기법(技法)은 보이지 않았다. 그러나 편미(篇尾)는 약입강출(弱入强出)의 기법을 설명함으로써 성교에 대한 전자(前者)의 부정과 후자(後者)의 긍정, 두 입장을 보여 현명한 자의 중용(中庸)을 기대하였다.

○ 저자 도홍경(陶弘景)

도홍경(陶弘景: A.D 456~536)의 자(字)는 통명(通明)이고 단양 말릉(丹陽秣陵: 지금의 江蘇省 南京)출신이다. 《양서(梁書)》와 《남사(南史)》에 그의 행적이 전한다.

《운급칠첨(雲笈七籤)》에 이르기를, 도홍경이 잉태될 때 그의 어머니는 일정(日精)을 품는 꿈을 꾸었고 천인(天人) 둘이 금향로를 받들고 실내로 내려오는 꿈도 꾸었다.(陶隱居 初生 母夢日精在懷 二人手執金香爐降于室。) 장성하여서는 신장이 7척4촌의 장신에 미목(眉目)이 수려했으며 귀가 크고 길었다고 한다. 그는 만여권의 책을 읽었는데 모르는 일을 당하면 매우 부끄럽게 여겼다고 전한다. 10세에 갈홍(葛洪)의 《신선전(神仙傳)》을 얻어 밤낮으로 읽으며 사색하다가 문득 양생(養生)할 뜻을 세웠다.

제고조(齊高祖) 소도성(蕭道成)이 즉위(A.D 479)하자 도홍경에게 예장왕시독(豫章王侍讀)을 제수하였고 제무제(齊武帝) 영명원년(永明元年: A.D 483)에는 진무장군의도왕시독(振武將軍宜都王侍讀)을 임직하였는데 이 기간에 도사(道士)인 흥세관주(興世館主) 손유악(孫遊嶽)을 배사(拜師)하여 수도하며 상청경법(上淸經法)、부도(符圖) 등을 전수받았다. 영명8년(永明八年: A.D 490)에는 봉조청(奉朝請)을 제수 받았다. 도홍경은 10여년의 관직생활 중에 언제나 여러 왕의 시독(侍讀)만 맡다가 봉조청이라는 한직(閑職)으로 밀려나자 항상 영달(榮達)과 수도(修道)에서 갈등하던 마음은 수도를 택하기로 결심하고 관직을 버렸다. 이때부터 도홍경은 강소성(江蘇省) 구용현(句容縣)의 구곡산(句曲山: 一名 茅山)

에 은거하면서 호(號)를 화양은거(華陽隱居)라고 칭하니 37세 때였다. 제명제(齊明帝) 소란(蕭鸞)이 즉위(A.D 494)하자 사신(使臣)을 보내 도홍경을 불렀으나 거장산(居蔣山)에서 맞이하며 굳게 거절하고 응하지 않았다.

도홍경의 오랜 벗 소연(蕭衍)이 군사를 일으켜 A.D 502에 제국(齊國)을 쳐서 꺾고 도홍경에게 국호(國號)를 정해줄 것을 청하자 도홍경은 도참문(圖讖文)을 합성하여 "양(梁)" 자를 바쳤다. 그래서 소연은 양국(梁國)의 개국황제 무제(武帝)가 되었다.

양무제는 도홍경에게 항상 두터운 은례(恩禮)로 대하면서 국정을 자문(諮問)하는 칙서를 끊이지 않게 발송하였으며 관직에 있기도 자주 청하였다. 특히 국가의 길흉、정토(征討) 등의 큰 일이 있을 때면 양무제는 언제나 도홍경에게 자문을 구하여 매월 4~5차례 칙서를 보냈다. 이 때문에 당시사람들은 도홍경을 산중재상(山中宰相)이라고 불렀다. 당시 도홍경은 조야(朝野)의 상하인(上下人)에게 높은 명망을 얻고 있었으며 양무제의 존대와 은총이 매우 깊으므로 허다한 왕공(王公)、고관들도 모두 다투어 그의 문하에 모여와 배례(拜禮)를 하였다. 도홍경은 이렇게 모산(茅山)에 은거한 지 44년, 양무제 대동2년(大同二年: A.D 536)에 졸(卒)하니 81세였다.

양무제는 그를 중산대부(中散大夫)로 추존(追尊)하고 시호(諡號)를 정백선생(貞白先生)으로 정하였다. 도홍경은 도교사(道教史)에도 큰 족적을 남겼으니 도교 상청파(上淸派)의 9대종사(九代宗師)이면서 모산파(茅山派)의 개조(開祖)가 된 것이다. 그리하여 지금은 상청파보다 모산파라는 명칭이 주명(主名)이 되었다.

도홍경의 학문은 깊고 넓어 천문(天文)、산력(算曆)、지리(地

理)、경학(經學)、병학(兵學)、문학(文學)、예술(藝術)、의약(醫藥)、연단(煉丹) 등 모두에 조예(造詣)가 깊었다. 그는 일생동안 80여 종이 넘는 많은 저술을 하였는데 의약、양생、연단방면(煉丹方面)의 저작이 제일 많은 것으로 보아 이를 매우 중시한 것으로 보인다. 그러나 그의 저서 중에 현존하는 것은 《양성연명록(養性延命錄)》、《등진은결(登眞隱訣)》、《진고(眞誥)》、《진령위업도(眞靈位業圖)》뿐이다.

실전(失傳)되었으나 서명(書名)만 남아있는 중요 서목(書目)은 다음과 같다.

《노자내외집주(老子內外集註)》、《포박자주(抱朴子註)》、《옥궤기(玉匱記)》、《점서약요(占筮略要)》、《주후백일방(肘後百日方)》、《효험시용약방(効驗施用藥方)》、《집금단약백요방(集金丹藥百要方)》、《본초목잡약방(本草木雜藥方)》、《단곡비법(斷穀秘法)》、《청제삼시제요법(淸除三尸諸要法)》、《도은거본초(陶隱居本草)》、《상청악중결(上淸握中訣)》《고금도검록(古今刀劍錄)》、《도인도(導引圖)》、《도인양생도(導引養生圖)》、《신농본초경집주(神農本草經集註)》.

일러두기

1. 본서는 中國 上海書店出版社에서 2001년에 발행한 《道藏》의 洞神部 方法類에 수록된 《養性延命錄》을 底本으로 하여 上揭書 《道藏》의 太玄部에 수록된 《雲笈七籤》중의 《養性延命錄》을 대조해서 誤字、脫字、衍文을 바로잡았다.

2. ○ 1975년, 臺北, 自由出版社에서 발행한 《雲笈七籤》중의 《養性延命錄》: 《道藏》의 영인본인데 《食誡篇》과 《御女損益篇》이 없다. 그러나 誤、脫字、衍文、문맥과 어긋난 문자가 없는 것으로 보아 《洞神部》本보다 원본에 가까울 것이라고 思料된다.

   ○ 1987년, 北京, 中醫古籍出版社에서 발행한 《養性延命錄》: 《道藏》本의 활자체이다.

   ○ 1990년, 上海, 上海古籍出版社에서 발행한 《養性延命錄》: 《道藏》의 영인본으로 완전하다.

   ○ 2009년, 臺北, 三民書局에서 발행한 《養性延命錄》: 비번역이나 도교학자、道書의 註가 잘되었다.

   ○ 2011년, 北京, 中華書局에서 발행한 《養性延命錄》: 비번역이고 《御女損益篇》이 없다.

   이상의 異本들을 참고하였다.

3. 書名、篇名은 《 》로 표시하였다. 特定書名이 아닌 보통명

사인 경우에는 《 》을 생략했으며 또한 書名이 人名인 경우도 《 》를 생략하였다.

4. 直譯을 원칙으로 하되 지나치게 간략한 원문은 독자들의 이해를 돕기 위해 意譯하였다.

차례

養性延命錄 序

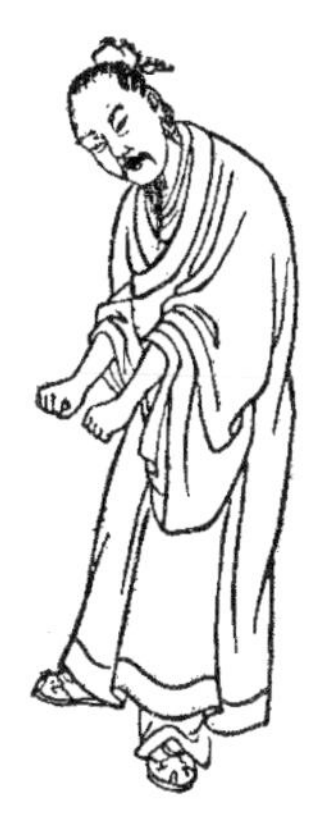

夫稟氣含靈、唯人爲貴。人所貴者、盖貴爲生。生者神之本、形者神之具。神大用則竭、形大勞則斃。若能游心虛靜、息慮無爲、服元氣於子後、時導引於閑室、攝養無虧、兼餌良藥、則百年耆壽、是常分也。如恣意以躭聲色、役智而圖富貴、得喪恒切於懷、躁撓未能自遣、不拘禮度、飮食無節、如斯之流、寧免夭傷之患也。

대저 부모로부터 받은 선천원기(先天元氣)와 영식(靈識)은 오직 사람만이 귀하다. 사람이 귀한 이유는 모두 귀하게 태어났기 때문이다. 생명은 정신의 근본이고 몸은 정신의 도구이다. 정신을 지나치게 사용하면 생명이 고갈(枯竭)되고 몸을 크게 과로하면 죽는다. 그러므로 만약 마음을 한가로이 노니면 허정(虛靜)[1]하게 되고 생각을 그치면 무위(無爲)[2]하게 된다.

자시(子時)[3]이후에 원기(元氣)를 마시고 수시로 빈방에서 도인술(導引術)[4]을 행하라. 가려서 양생(養生)하되 양약(良藥)을 겸하면 장수하여 백년을 사는 것은 정해진 운명이다.

만약 방자(放恣)하게 가무(歌舞)와 여색을 탐하거나, 부귀해지려고 과도히 지혜를 쓰거나, 득실(得失)을 항상 가슴에 품고 있거나, 포기하지 못하고 조급하게 날뛰거나, 예절을 준수하지 않거나, 먹고 마심에 절도가 없는 이러한 자들이 어찌 손상、단명하지 않을 수 있으랴?

余因止觀微暇、聊復披覽養生要集。其集乃錢彦、張湛、道林之徒、翟平、黄山之輩、咸是好事英奇、志在寶育。或鳩集仙經眞人壽考之規、或得採彭鏗老君長齡之術、上自農黄以來、下及魏晉之際、但有益於養生、及招損於後患、諸本先皆記錄。今略取要法、删棄繁蕪、類聚篇題、分爲上下兩卷、卷有三篇、號爲養性延命錄。擬補助於有緣冀憑、緣以濟物耳。

나는 이러한 사실에 개탄(慨歎)하여 한가한 시간에 지관(止觀)[5]을 닦고 오로지 양생서(養生書)들을 두루 읽었으니 주로 전언(錢彦)[6]、장담(張湛)[7]、도림(道林)[8]、적평(翟平)[9]、황산(黃山)[10]의 저서들 이었다.

내용은 모두 호사(好事)、준수(俊秀)、기이(奇異) 등이었고 취지(趣志)는 삼보(三寶)[11]를 기르는 것이었다.

그 밖의 책 중에 어떤 책은 선경(仙經)[12]중에 있는 장수하여 진인(眞人)[13]이 되는 방법들을 모았고 다른 책은 노군(老君)[14]의 복기법(服氣法)[15]과 팽갱(彭鏗)[16]의 방중술(房中術)[17]을 수록하기도 하였다. 그러나 대부분의 양생서는 신농(神農)[18]과 황제(黃帝)[19]이래 위진시대(魏晉時代)[20]에 이르기까지 양생(養生)에 유익한 이론과 방법、손상되어 우환을 부르는 사항 등을 기록하였다.

그리하여 나는 그러한 양생서중에서 번잡하고 가치가 별로 없는 내용은 버리고 중요한 원리와 방법만 간추려 뽑아 모두 6편(篇)으로 분류하여 각편에 제목을 단 후에 상권3편、하권3편이 되게 저술하여 명칭을 《양성연명록(養性延命錄)》이라고 정하였다.

편찬(編纂)의 목적은 혹시라도 본서를 통하여 인연 있는 자의 도움을 얻어 천하 사람들을 제도(濟渡)함이다.

화양은거(華陽隱居)가 제(題)하노라.

【註 解】

1) 허정(虛靜)

致虛極、守靜篤。萬物並作、吾以觀復。夫物芸芸、各復歸其根。歸根曰靜、靜曰復命。復命曰常、知常曰明。不知常、妄作凶。

知常容、容乃公、公乃全、全乃天、天乃道、道乃久、沒身不殆。《道德經・十六章》

비우려고 극진히 노력하여 고요함을 돈독히 지켜라. 萬物이 함께 성장할 때에 나는 그것들의 돌아감을 본다. 대저 만물은 무성해도 결국 本原으로 돌아간다. 본원으로 돌아감을 고요함이라고 이르고 고요함을 天命을 회복한 것이라고 이른다. 天命을 회복함을 떳떳함이라고 이르고 떳떳함을 아는 것을 밝음이라고 한다. 떳떳함을 모르면 망령되이 움직여 흉하다.

떳떳함을 알면 포용하게 되고 포용하면 公正하게 되고 공정하면 완전하게 되고 완전하면 하늘처럼 되고 하늘처럼 되면 道가 되고 도는 오래가므로 도를 지닌 사람은 죽을 때까지 위태롭지 않다.

虛靜은 본시 道家의 중요한 思想중의 하나이다. 虛靜은 宇宙本然의 상태로 全能萬德을 구비하였으므로 우주에 法하여 産生된 인간이 도달해야 할 목적지라고 老子는 말하였다. 그리하여 도달의 방법으로서 虛를 제시하였고 歸着후 할 일로서 靜을 明示하였다. 그러나 修道의 방법으로써 虛靜이 쓰이기도 하니 그 방법으로서의 虛에 대해

持而盈之 不如其已。《道德經・九章》

가지고 있으면서 채우려 함은 그대로 있음만 못하다.

孔德之容 唯道是從。《道德經・二一章》

텅 빈 덕으로서 포용함은 오직 道를 지닌 자만이 그리 할 수 있다.

爲學日益、爲道日損。《道德經・四八章》

학문을 하면 날마다 할 일이 많아지고 道를 닦으면 날마다 할 일이 없게 된다.

비움은 물건、지식、이념의 비움이다. 텅 빈 德은 물욕、지식과 이념을 버린 德이니 어떤 물건、사람의 용모、신분、이념、종교를 포용하지 못할 수 없다. 포용의 뜻은 허공이 바람、새、사람、물체、오물, 그 어느 것도 통과를 허락한다는 뜻이니 道人은 천대、환대、고귀한 자、빈천한 자, 모두를 바람 스치듯 대한다는 뜻이다. 그 무엇도 도인의 마음에 머물지 않으니 虛心合道한 도인을 世上事는 물론 죽음인들 어찌 괴롭힐 수 있겠는가?

2) 무위(無爲)

天下皆知美之爲美、斯惡已。皆知善之爲善、斯不善已。有無相生、難易相成、長短相形、高下相盈、音聲相和、前後相隨、恒也。

是以聖人處無爲之事、行不言之教、萬物作而弗始、生而弗有、爲而弗恃、功成而弗居。夫唯弗居、是以不居。《道德經・二章》

天下가 모두 아름다움을 아름다움으로 알지만 이는 못생긴 것이다. 천하가 모두 착함을 착한 줄 알지만 이는 착하지 못한 것이다. 그러므로 있음과 없음은 서로 생기게 하고 어려움과 쉬움은 서로 이루게 하며 길음과 짧음은 서로 형체를 이루게 하고 높음과 낮음은 서로에게 기대고 소리와 音은 서로 화합하고 앞과 뒤는 서로 따른다. 이것이 不變의 道이다. 이 때문에 聖人은 無爲의 일에 處하고 말 없는 가르침을 행한다. 만물이 發動해도 거부하지 않고 만물이 생겼어도 소유하려고 않으며 만물을 위해 행동해도 뽐내지 않고 功을 이루어도 머물지 않는다. 대저 오직 머물지 않으므로 功이 떠나지 않는다.

無爲는 노자가 說한 行動德目이다. 즉 어떤 이념이나 私慾을 위해서 행동하지 않고 無心하여 자연스럽게 마음 가는 바를 따라 행동하는 것을 말한다.

道人이 利他主義、博愛思想을 마음에 두지 않고 행동하는 이유는 우주본연의 虛靜한 無心에서 기인하지 않은 상념과 행동은 아름다움이 醜할 수도 있고 착함이 착하지 않음일 수도 있기 때문이며 어느 편중된 善은 반대의 다른 편중된 惡을 유발하기 때문이다. 즉 有無相生、長短相形 등이 바로 그것이다.

예를 들면, 모든 사람이 평등한 권리를 누려야 한다는 法의 근본이념은 그 度가 지나치면 도리어 유능자가 무능자와 동등한 대우를 받게 되고 서민을 위한 복지가 과도하면 국가경제가 파탄이 나서 도리어 서민을 해친 예는 프랑스、그리스、아르헨티나 등에서 증명되었다.

즉 도인은 착함 속에서 악을 보고 악속에서 착함을 보며 아름다움 속에서 醜를 보고 醜속에서 악함을 보니 無爲之事에 처할 수밖에 없다. 그러나 때로는 속인의 眼目에 편파적인 언동을 보이기도 하나 그의 언동은 언제나 虛靜에서 우러나오는 無爲이니 진정한 의미의 自利、他利의 眞理行이다. 불교적인 표현은 直心萬行이다. 直心은 無心에서 이념의 거름망이 없이 나오는 마음이고 萬行은 直心에 따른 행동이니 때로는 격식에서 벗어난 걸림 없는 행동일 때도 있다.

應無所住、而生其心。《金剛經・莊嚴淨土分》

머무는 바 없음에 응하여 그 마음을 내어라.

3) 자시(子時) : 오전 12시32분~2시 31분. 정부표준시각은 오전 12시~2시 사이이나 이는 태양이 經度 135°일본의 동경 근처를 지나는 시각에 근거한 것이다. 실제로는 서울이 32분 늦으므로 養生學、동양의학、仙道、易學 등에서는 실제시각을 사용해야 옳다.

4) 도인술(導引術) : 건강과 치료를 목적으로 팔、다리、허리 등을 구부리거나 잡아당기는 운동이다. 요가、몸 풀기 운동과 거의 같다.

《呂氏春秋•古樂》에 이르기를, 옛적 陶唐氏가 천하를 다스리기 시작했을 때부터 사람들은 陰氣가 많이 울체되어 몸에 쌓여서 水道가 막혀 그 근원부터 유통되지 못하였다. 민간에 이렇게 응체된 자들은 근육과 뼈가 수축되어 잘 뻗을 수 없게 되자 춤을 춤으로써 氣血을 宣導시겼다.(昔陶唐氏之始 陰多滯伏而湛積水道壅塞 不行其原 民間鬱閼而滯着 筋骨縮不達 故作爲舞以宣導之。)

이로써 보면 養生、治病用導引術외에도 민간에서 自生한 춤이 治病에도 사용되었음을 알 수 있다. 그러므로 도인술의 기원은 춤이라고 할 수 있으나 본격적인 도인술에 대해서는 동양의학의 原典인 《內經》을 按考해야 한다.

中央者、其地平以濕、天地所以生萬物也衆。其民食雜而不勞、故其病多痿厥寒熱。其治宜導引按蹻。故導引按蹻者、亦從中央出也。《黃帝內經・素問・異法方宜論篇第十二》

원지의 중앙은 그 땅이 평탄하면서 濕하여서 천지가 萬物을 번성하게 하였다. 그러므로 주민들은 아무거나 잘 먹으면서 노동하지 않아 팔다리가 마비되어 가늘어지거나 짧게 되고 추웠다가 더웠다가 하는 병이 생기니 의당히 導引法으로 치료해야 한다. 그러므로 도인법은 중앙으로부터 세상에 나왔다.

唐代의 王氷이 註하기를, 導引은 筋骨을 흔들고 사지의 관절을 움직이는 것이고 按은 피부와 근육을 누르는 것이며 蹻는 팔다리를 민첩하게 들어 올리는 것이다.

본편은 모든 병의 치료법으로 石針、微針、약、溫灸、導引按蹻를 열거하였고 《內經・素問・移情變氣論第十三》에서 祝由를 드니 동양의학의 치병법은 문헌상 6가지 방법이 존재한다. 祝由는 祈禱、呪術、氣治療、催眠術、명상 등을 말한다.

5) 지관(止觀) : 불교중요수행법중의 하나. 參禪을 이르는 天台宗의 용어. 止는 범어로 śamatha , 觀은 범어로 vipaśyama를 漢譯한 것이다. 止의 의미는, 일체의 外境과 망념을 그치고서 특정대상에 마음을 집중하는 것이고 觀은 止중에 함께 생기는 正智慧로써 그 특정대상을 觀하는 것이다. 止와 觀은 동시에 수행하므로 止觀이라고 칭한다.

6) 전언(錢彦) : 《雲笈七籤・卷三二)》에는 "前彦"이라고 하였다. 彦은 학식 있는 자를 가리키는 옛말이므로 前代의 賢人이라고 풀이해야 맞다.

7) 장담(張湛) : 東晉의 철학자. 玄學의 대표인물중의 하나. 字는 處度, 高平 즉 지금의 山東金鄕의 서북사람이다. 주로 A.D 373~396에 활동하였다. 中書侍郎、光祿勳을 역임하였다. 저서로 《列子注》、《養生集》、《延命秘錄》등이 있다.

8) 도림(道林) : 東晉時代의 高僧, 支道林, 보통 道林이라고 부른다. 俗姓은 關 이름은 支遁, 陳留(지금의 河南 開封)人, 一說 河東 林慮(지금의 河南 林縣)人 .저서는 《太淸道林攝生論》

9) 적평(翟平) : 東晉時代의 사람. 저서 《養生術》은 《養生要集》에서 발췌한 것이다.

10) 황산(黃山) : 晉代의 葛洪이전의 사람이다. 스스로 黃山子라고 칭하였으나 사람들은 黃山君 혹은 黃山公이라고 불렀다. 저서는 《黃山子》, 이를 《黃山君訣》이라고도 한다. 황산군은 彭祖의 양생술을 닦아 수백 세를 살았는데 모습은 오히려 소년 같았다. 그는 地仙이 되는 仙法도 수련하였으나 白日昇天하려고 하지는 않았다. 그는 팽조가 남긴 말을 追論하여 《彭祖經》을 저술하였다. 《팽조경》의 뜻을 얻은 자는 나무 중의 松栢처럼 젊은 모습으로 장수하였다고 한다.

11) 삼보(三寶) : 精、氣、神이다. 本註는 모두 《東醫寶鑑・內景篇》에서 인용하였다.

① 精: 《靈樞》에 이르기를, 父神과 母神이 서로 얽혀져 합하여 몸이 생기는데 몸보다 먼저 생기는 것 精이다. 그래서 精은 몸의 근본이다.

또한 이르기를, 五穀의 津液이 和合하여 膏가 되어서 滲入

하여 뼈의 빈틈을 채우니 바로 腦와 骨髓를 채우는 것이다. 이 膏가 아래로 흘러서 하체와 성기로 들어가 채우는데 음양이 화합하지 못하면 精液이 저절로 몸 밖으로 나가게 되고 과도하면 허약해져 허리와 등이 아프면서 무릎이 시큰거린다.

또한 말하기를, 髓는 뼈를 채우니 뇌는 髓의 바다가 된다. 뇌에 髓가 부족하면 어지럽고 귀가 울며 걸을 때 다리가 흔들리고 시큰거린다.

대저 精에 대해 크게 좋게 말하면, 사람에 있어 精이 제일 귀하다고 한다. 精은 소량이어서 보통 一升六合인데 이는 남자 16세의 射精되기까지의 표준양인데 무게는 一斤이다. 그러나 쌓여 가득차면 3근까지도 이르고 손실된 자는 한 근이 못되기도 한다. 精과 氣는 서로 補養하므로 氣가 모이면 精이 충만해지고 精이 충만하면 氣가 왕성하게 된다. 먹는 음식의 精華가 精이 되는 고로 米와 青이 합하여 精字가 되었다. 남자가 16세가 되면 정액을 流泄케 되는데 한번의 성교에 半合의 정액이 상실되니 補益하지 않으면 精이 고갈되어 피곤해진다. 그러므로 성욕을 절제하지 않으면 精이 소모되고 精이 소모되면 氣가 쇠약해지고 氣가 쇠약해지면 병이 이르고 병이 이르면 신체가 위태로워진다.

아 — 精이란 물질은 인체의 지극한 보배구나! 《養性》

仙書에 이르기를, 陰陽의 道는 精液을 보배로 삼나니 삼가여 지키면 後天의 수명을 더할 수 있다.

經頌에 이르기를, 道는 精을 보배로 여기나니 의당히 비밀스럽게 지녀라. 여자에게 베풀면 아기가 생기고 몸에 남겨두면 수명이 더하여 仙道를 이룰 수 있는데도 어찌 헛되이 廢棄하는가? 廢損하여 쇠약해짐을 못 느낀다 해도 늙어서 병이 많아져 빨리 죽게 된다. 그러므로 精은 사람의 보배이니 精

으로써 생명을 아껴야 한다. 몸은 중요하다.

肝精이 부족하면 눈이 어른거리고 눈에 광채가 없으며 肺精이 부족하면 肌肉이 수척해지고 腎精이 견고치 못하면 精神이 감소되고 脾精이 견실치 못하면 치아와 모발이 흔들리거나 빠진다. 만약 眞精이 소모되어 흩어지면 온갖 병이 생기어 죽게 된다.

象川翁이 말하기를, 精은 능히 氣를 생기게 하고 氣는 능히 神을 생기게 한다. 一身을 營爲하는데 있어 精만한 것이 없으니 養生하는 선비는 우선 그 精을 보배로 여겨라. 精이 가득하면 氣가 壯하게 되고 氣가 壯하면 神이 왕성하게 되고 神이 왕성하면 건강하게 되고 건강해지면 병이 적게 되고 안으로는 五臟이 강건하고 밖으로는 肌膚가 윤택하며 얼굴에서 광채가 나고 귀와 눈이 聰明하게 되며 늙어서도 더욱 健壯하다.

《黃庭經》에 이르기를, 시급하게 精室을 지켜 헛되이 射精하지 말라. 성생활을 폐하여 精을 보배로 삼으면 장수할 수 있다.

② 氣: 東坦이 말하기를, 氣는 神의 조상이고 精의 자손이다. 氣는 정신의 뿌리이며 꼭지이다.

茅眞君이 말하기를, 氣와 藥은 수명을 더하게 한다. 마음은 氣와 神을 부릴 수 있으니 만약 行氣法을 안다면 곧바로 仙人이 될 수 있다.

《靈樞》에 이르기를, 사람은 곡식으로부터 氣를 얻는다. 곡식이 胃에 들어오면 얻어진 氣가 폐와 五臟六腑에 전해져 그 중 맑은 것은 榮氣가 되고 탁한 것은 衛氣가 된다. 영기는 脈中에 있게 되고 위기는 脈外에 있으면서 영기는 체내를 쉬지 않고 流周하여 50번이 되면 크게 모였다가 다시 유주한다. 이처럼 서로가 꿰고 도니 고리 같아서 끝이 없다.

③ 神: 《內經》에 이르기를, 心은 君主와 같은 기관이며 그곳에서 神明이 나온다.
無名子가 말하기를, 天一은 水를 낳는데 사람에게 있어서는 精이다. 地二는 火를 낳는데 사람에 있어서는 神이다.
《回春》에 이르기를, 心은 一身의 主이며 淸靜한 기관이다. 밖에는 包絡이 그물처럼 벌려져 있고 그 가운데는 精華가 모여 있는 것을 神이라고 한다. 神은 음양에 통하고 세밀한 형태까지 살피는데 조금도 산란하지 않는다.
邵子가 말하기를, 神은 心에 통제되고 氣는 腎에 통제되고 形은 首에 통제되는데 形과 氣는 서로 사귐으로써 神을 주관하는 중에 天、地、人의 道가 있다.
《內經》에 이르기를, 사람은 五氣로써 하늘을 먹고 사람은 五味로써 땅을 먹는다. 5기는 코로 들어와 心에 간직되었다가 肺로 하여금 五色과 음성을 몸에 나타나게 한다. 5미는 입으로 들어와 腸胃에 간직되었다가 간직되어 있는 5기와 和하여 津液을 생기게 하고 서로가 神을 이루게 하여 생명을 유지케 한다.
瞿仙이 말하기를, 心은 神明이 사는 집으로 가운데 빈 곳이 一寸도 못되는데 이곳에 神明이 거주한다.

《玉皇心印經》曰, 上品藥 3종은 神、氣、精이다.(上藥品、神與氣精。)

元•陳虛白 《規中指南》曰, 대저 採藥이란 몸 안의 藥物을 채집하는 것이다. 몸 안의 약은 바로 精、氣、神이다. 채집 방법은 먼저 몸을 收拾한 후 마음을 거두어 神을 간직하여 氣와 心이 움직이지 않으면 神과 氣가 완전하게 된 것이다. 이것을 화로를 안정시킨 후 솥을 세우고 神丹을 끓여서 鍊成

시킨다고 한다.(夫採藥者 採身中之藥物也 身中之藥者 神氣精也 採之謂之 收拾身 收斂藏神 氣心下動 則神炁完 乃安爐立鼎 烹鍊神丹。)

※ 정리

精、氣、神에 대해 많은 지면을 할애하는 이유는 정、기、신、에 대한 명확한 이해가 없어서는 養生學과 仙道를 공부할 수 없기 때문이다. 동양의학은 정、기、신의 이론적 바탕위에 臟腑、經絡 등을 다루나 양생학은 거의 정、기、신만 다룬다고 해도 과언은 아니다. 양생학은 즉 정、기、신의 보존과 축적에 의해 건강장수를 목표로 삼기 때문이다.

精은 본시 우주창조의 원리이며 법칙인 무형의 logos, 神과 그의 무형의 用使인 氣가 물질화한 것이다. 현대적 개념에 의하면, 인체를 구성하고 있는 生命原液이다. 인체를 나무에 비하면 진、樹液이라고 이해하면 된다. 즉 精은 인체의 細胞原質에서 起因하는 모든 유형적 수분중에 생명유지에 불가결한 농밀한 원액이다. 서양철학의 시조 탈레스(Thales B.C 624?~546?)가 말한 “만물의 근원은 물이다.” 라는 哲言도 이를 지칭한 것이다. 그러나 눈물、콧물、침、혈액 등을 精의 범주에 넣지 않는 이유는 생명유지에 더욱 필수적인 액체가 있기 때문이니 그것이 바로 精이다. 그리고 그 精이 남성기 밖으로 배출된 형태가 精液이다.

氣는 본시 우주창조의 원리이며 법칙인 무형의 logos, 神의 무형의 用使自體이나 양생학、선도 등에서는 주로 인체를 구성하는 氣와 출입하는 外氣、天氣、地氣 등을 다룬다.

神은 본시 우주창조의 원리이며 법칙인 무형의 logos, 神을 말하나 양생학、선도 등에서는 인간의 정신、신체를 통괄하는 기능、신체 부분적 기능을 말한다. 가슴에서 느끼는 감성적인 느낌과 가슴안의 유형적인 心臟도 心이라고 표현하나 神과는 분명히 별개이면서 불가분의 유기적인 상호상관적인 관계에 있다.

그러므로 정、기、신은 서로가 서로에게 영향을 끼치면서 인체를 구성하여 생명을 유지케 하는 三位一體적인 근본물질이자 원리이다.

精、氣、神, 三寶를 熟知한 연후에 본서를 읽는다면 이해하지 못할 부분은 없을 것이다.

12) 선경(仙經): 不老不死하는 神仙이 되는 원리와 방법을 기록한 仙道의 경전.

13) 진인(眞人): 得道한 道人, 혹은 道家思想家를 높여 부르는 용어. 仙道를 이루어 神仙이 된 道人과 구분하여 쓴다. 예를 들면 莊子를 南華眞人、列子를 冲虛眞人이라고 부른다.

14) 노군(老君): 太上老君, 老子. 《史記・老莊申韓傳》에 쓰여 있기를, 姓은 李 이름은 耳이고 字는 伯陽이다. 謚號는 聃, 楚國의 苦縣,(지금의 河南省 鹿邑의 東) 厲鄕의 曲仁里 사람이다. 周國의 守藏室에서 史를 지냈다. 그가 天竺으로 가기 위해 函谷關을 지날 때 關令 尹喜가 그의 비범함을 알아보고 그에게 著述을 청하여 그의 口述을 기록한 五千言이 바로 《道德經》이다. 그 뒤 노자는 道敎의 敎主、神으로 숭상되었는데 三淸의 第三位인 道德天尊외에도 混元老君、降生天尊、太淸大帝 등으로 존칭되었다. 漢明帝、章帝之際에 益州太守王阜는 《老子聖母碑》를 作하여 쓰기를, 老子는 道자

체이시다. 따라서 無形之先에 生하시어 太初之前에 起하시어 太素之元에서 行하시니 六虛를 浮游하시고 幽冥을 出入하시며 混合의 未判을 觀하시고 淸濁의 未分을 들여다보신다.(老子者 道也 乃生于無形之先 起于太初之前 行于太素之元 浮游六虛 出入幽冥 觀混合之未判 窺淸濁之未分。)

桓帝 延熹8年에 陳相邊이 《老子銘》을 쓰기를, 세상의 好道者들은 老子를 통하여 混沌之氣와 離合하였고 三光과 始終을 같이하였으며 觀天하여 吉凶을 알았고 斗星과 昇降을 같이하였고 날에 맞춰 九變하였으며 時와 함께 消息하였으며 三光을 規矩하였고 四象을 곁에 두었으며 丹田과 太一紫房을 存想하여 道를 이루어 仙化하여 세상에서 벗어났다. 그리하여 伏羲와 黃帝以來 세상에서 聖人으로 숭배하여 스승으로 삼았다.(世之好道者 以老子離合于混沌之氣 與三光爲始終 觀天作讖 昇降斗星 隨日九變 與時消息 規矩三光 四象在旁 存想丹田 太一紫房 道成仙化 蟬蛻度世 自羲黃以來 世爲聖者作師。)

15) 복기법(服氣法): 祛病延年、得道하기 위해서 행하는 호흡의 방법을 말한다. 祛病을 위해서 보통 六字訣의 吐納法을 행하고 成仙을 위해서는 胎息法을 행하는데 그 외에도 이루 수를 헤아릴 수 없는 호흡법 들이 있다.

16) 팽갱(彭鏗): 彭祖. 殷國의 大夫. 고대전설 중의 長壽仙人. 姓은 籛 名은 鏗이다. 夏代에 출생하여 殷代末에는 이미 767세(혹설은 800세)였다. 肉桂와 靈芝를 항상 먹었고 導引行氣法을 항상 수련했으며 房中術에도 밝았다. 그의 事蹟이 《列仙傳》과 《神仙傳》에 전한다.

17) 방중술(房中術): 남녀 성생활에 관한 원리、지식、技巧로 이루어진

양생술로 治病은 물론 성 능력의 강화와 체력증진、長生不老까지 추구한다.

道教典籍에서는 玄素之方、容成之術、彭祖之道、陰道、陰丹、閨丹、泥水丹法이라고 칭한다. 《眞誥》에서는 黃赤之道、混氣之法、黃書赤界之法이라고 이르고 《魏書·釋老志》에서는 男女合氣之術이라고 하였다. 기타, 赤氣、采戰、合陰陽、隱戱、秘戱、閨戱、天下至道、中氣眞術、房內、使內、庶事、交戰、接形、作强、人道、斗內 등의 많은 俗名이 있다.

방중술의 기원은 문헌적으로 春秋時代로 본다. 당시의 仙道는 3파가 있었는데 楚國에는 王子喬와 赤松子를 존숭하는 行氣派가 있었고 秦國에는 容成과 彭祖를 존경하는 房中派가 있었으며 燕國과 齊國에는 羨門과 安期生을 숭배하는 服食派가 있었다.

《漢書·藝文志》에 이르기를, 방중술은 性情으로써 至道의 경계에 이른다고 칭하므로 聖王이 外樂을 절제시키고 內情도 금하였다. 그리하여 방중술에 대한 문장도 절제되었다.

방중술의 대요는 9항목으로 귀납된다.

① 마음을 안정시키면 强盛해지니 두려워하거나 慌亂치 말라.(以靜爲强　心無怵蕩。)

② 먼저 서로 애무하여 서로가 즐겁게 되면 정신이 합하고 뜻이 감응된다.(先戱兩樂　神合意感。)

③ 먼저 腎臟의 기능이 왕성한 후에 정욕을 일으킴이 정상이니 억지로 하지 말라.(先腎後心　弗欲强之。)

④ 세 가지 徵候가 이른 다음에 삽입해야 하나니, 징후를 갖춤이 상등이기 때문이다.(三至內入　徵備乃上。)

○ 남자의 3지(三至): 음경에 반응이 오는 것은 肝氣가 이른 것이고 壯大해짐은 心氣가 이른 것이고 단단해짐은 腎氣가 이른 것이다.

○ 여자의 5지(五至): 낮은 소리로 애교를 나타냄、눈을 감음、호흡이 거칠어짐、시체처럼 누움、입과 코가 차가워짐.

○ 여자의 5욕(五慾): 上氣되어 얼굴에서 열이 남、혀가 부드러워지며 潤滑해짐、陰門이 축축하게 젖음、신음을 지르며 침을 삼킴.

5지와 5욕을 합하여 十動이라고 한다.

⑤ 왕복운동을 부드럽게 오래 동안 하여 절도 있게 행동함을 귀하게 여긴다.(必徐以久　以和爲貴。)

⑥ 행위전과 중간에 여자의 八動을 관찰하고 五音을 살펴 구별하라.(乃觀八動　審察五音。) 8동은 10동중에서 관찰하고 5음은 五臟의 반응을 나타내니, 肝은 角聲、心은 徵聲、脾는 宮聲、肺는 商聲、腎은 羽聲이다.

⑦ 정액이 나오는 關門을 謹實하게 지켜 많이 성교하고 적게 사정하라.(謹守精關　多交少瀉。)

⑧ 방중술의 法式을 배우고 연구하여 병을 치료하고 몸에 유익케 하라.(講求法式　療病益身。)

⑨ 약하게 삽입하여 강하게 꺼내면 氣가 유통되어 腦가 補해진다.(弱入强出　行氣補腦。)

그 외에 방중술에는 七損八益의 학설、交接九法、36법 등의 성교자세와 방법에 따른 질병치료효과에 대한 학설이 있고 治病과 强壯을 위한 藥方과 外用藥方까지 있다.

18) 신농(神農): 上古時代의 三皇五帝의 한 분으로 醫藥의 시조이다. 炎帝라고도 하는데 姜水에 살았다하여 姜氏라고도 한다.

《帝王世紀》와 《本草論·序》에 이르기를, 태어날 때부터 聖德을 지녀 천하인에게 五穀을 파종하고 경작하는 방법을 가르쳐 이를 먹을 수 있게 하여 식량난으로 죽는 폐해를 감소시켰다. 또한 草木의 맛을 보아 약으로 선별하여 병에 걸려 인명이 손상되거나 夭絶되는 것을 구제하였다. 백성들은 날마다 사용하는 음식의 약효를 모르므로 알게 하기 위해 本草書 4권을 저술하였다.

《史記》와 《綱鑑》에도 이르기를, 신농은 일찍이 百草를 맛보아 최초로 의약을 창시하였다.

《淮南子·修務訓》에 이르기를, 신농이 백성들을 가르치기 시작하면서 百草의 滋味를 감별하였는데 매일 70가지의 독을 맛보았다. 이로 인해서 醫方이 비로소 興起하였다.

19) 황제(黃帝): 有熊國의 왕 少典의 아들이다. 姓은 公孫인데 姬水에서 자랐다하여 성을 姬라고도 하고 軒轅의 언덕에서 출생했다하여 軒轅氏라고도 한다. 有熊國에서 살았으므로 有熊氏、土德王、흙색이 누렇기 때문에 黃帝라고 불리었다. 神農氏의 8대 楡罔의 폭정을 阪泉의 전투에서 제압하여 종식시키고 蚩尤와 마지막 대전을 涿鹿에서 치렀으나 이기지 못하였다. 제후들이 받들어 왕위에 오른 후 大撓에게 甲子를 만들게 하고 蒼頡에게 六書를 만들게 하고 伶倫에게는 律呂를 정하게 했고 隷首에게는 算數를 정하게 했고 歧伯과 더불어 醫學에 대해 문답하여 《內經》을 저작하였다. 妃 螺祖는 백성들에게 양잠과 의상을 가르쳤다. 開物、成務의 道와 官室、器用의 制가 이때 크게 갖추어졌다. 재위100년 만에 崩하였다.

20) 위진시대(魏晉時代): 魏國의 초대황제 曹丕가 개국한 A.D220에서 晉國의 17대 恭帝 司馬德文이 폐위된 A.D 420까지의 201년간이다.

養性延命錄 卷上

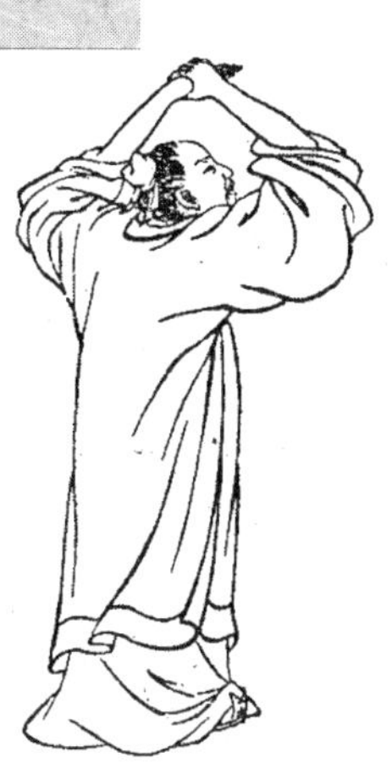

教誡篇第一　가르쳐 삼가게 함.

神農經曰、食穀者、智慧聰明、食石者、肥澤不老。謂煉五石也。食芝者、延年不死、食元氣者、地不能埋、天不能殺。是故食藥者、與天相斃、日月並列。

《신농경(神農經)》[1]에 이르기를, 곡식을 먹는 자는 지혜롭고 총명하고, 돌을 먹는 자는 살찌고 윤택하여 늙지 않는다. 5석(五石)[2]을 제련하여 먹는 것을 이른다. 영지(靈芝)[3]를 먹는 자는 장수하여 늙지 않고, 원기(元氣)를 먹는 자는 땅은 그를 묻을 수 없고 하늘도 그를 죽이지 못한다. 그러므로 단약(丹藥)을 먹는 자는 하늘과 동등한 수명을 지닌 채 해、달과 함께 영원하다.

混元道德經曰、谷神不死、河上公曰、穀養也。能養神則不死。神爲五臟之神。肝臟魂、肺臟魄、心臟神、腎臟精、脾臟志。五臟盡傷、則五神去。是謂玄牝。言不死之道、在於玄牝。玄、天也、天於人爲鼻。牝、地也、地於人爲口。天食人以五氣、從鼻入藏於心。五氣淸微、爲精神聰明。音聲五聲、其鬼曰魂。魂者雄也、出入人鼻、與天通、故鼻爲玄也。地食人以五味、從口入藏於胃。五味濁滯、爲形骸骨肉。血脈六情、其鬼曰魄。魄者雌也、出入於口、與地通、故口爲牝也。玄牝之門、是謂天地根。根、原也。言鼻口之門、乃是天地之元氣、所從往來也。綿綿若存、鼻口呼噏喘息、當綿綿微妙、若可存、復若無有也。用之不勤。用氣當寬舒、不當急疾勤勞。

《혼원도덕경(混元道德經)》[4]에 이르기를, 곡신(谷神)[5]은 죽지 않는다. 하상공(河上公)[6]이 말하기를, 곡(穀)은 양(養)이다. 양신(養神)하면 죽지 않는다. 즉 5장신(五臟神)[7]을 기름이니 간(肝)에는 혼(魂)[8]이 간직되어 있고 폐(肺)에는 백(魄)[9]이 간직되어 있고 심(心)에는 신(神)이 간직되어 있고 신(腎)에는 정(精)이 간직되어 있고 비(脾)에는 지(志)가 간직되어 있다. 5장이 다하여 상하게 되면 5장신이 몸을 떠난다. 이를 현빈(玄牝)[10]이라고 일컫는다. 불사(不死)의 방법에 대해 말하면 그것은 현빈에 있다. 현(玄)은 하늘이니 사람에 있어서는 코로 통하고 빈(牝)은 땅이니 사람에 있어서 입으로 통한다. 사람은 코를 통하여 5기(五氣)[11]로써 하늘을 먹어 심(心)에 저장한다. 5기의 맑고 미세함은 사람의 정신을 총명케 하고 목소리를 갖게 하고 5성(五聲)[12]이 나타나게 한다. 하늘로부터 받은 영명(靈明)은 혼(魂)이다. 혼은 웅성(雄性)을 지닌 채 사람의 코로 출입하여 하늘과 통하게 한다. 그러므로 코를 현(玄)이라고 칭한다. 사람은 입을 통해 5미(五味)[13]로써 땅을 먹어 위(胃)에 저장한다. 5미는 혼탁하고 응체되어 있어 몸 중의 뼈、근육、혈맥을 이루고 6정(六情)[14]을 갖게 한다. 지령(地靈)은 백(魄)이다. 백은 자성(雌性)을 지닌 채 사람의 입으로 들어와 땅과 통하게 하므로 입을 빈(牝)이라고 칭한다.

그러므로 현빈(玄牝)의 문은 천지의 뿌리라고 한다. 근(根)은 근원이다. 말하자면 천지의 원기는 코와 입을 통해 왕래한다.

호흡은 고르게 이어지되 있는 듯 없는 듯 할 것이며[15] 호흡은 가빠서는 안 된다. 마땅히 고르게 이어지는 것이 미묘하다. 호흡은 있는 듯 없는 듯 하라.

몸을 씀을 급격하고 고되게 하지 말라. 기(氣)를 씀은 당연히 부드럽고 편해야지 급하고 힘 가게 하면 안 된다.

混元道德經曰、出生 謂情慾出於五內、魂定魄靜、故生也。入

死。 情慾入於胸臆、精散神惑、故死也。**生之徒十有三、死之徒十有三。** 言生死之類、各十有三、謂之九竅而四關也。其生也、目不妄視、耳不妄聽、鼻不妄嗅、口不妄言、手不妄持、足不妄行、精不妄施。其死也、反是、**人之生也、動皆之死地十有三** 人欲求生、動作反之、十有三之死地。**夫何故 以其求生之厚也** 所以動之死地者、以其求生之活之太厚也。遠道反天、妄行失紀。**蓋聞善攝生者、陸行不遇兕虎、入軍不被甲兵。兕無所投其角、虎無所措其爪、兵無所容其刃。夫何故、以其無死地。** 以其不犯上、十有三之死地也。

《혼원도덕경(混元道德經)》에 이르기를, 사람이 세상에 나옴을 "생(生)"이라고 하고 이르기를, 정욕이 5장에서 나와 혼(魂)이 안정되고 백(魄) 또한 청정(淸靜)하면 출생하게 된다. 땅으로 들어감을 "사(死)"라 한다. 정욕이 흉부(胸部)로 들어가 정(精)이 흩어지고 신(神)이 미혹해지면 죽게 된다.

장수인들은 3/10이고 단명 인들도 3/10이다. 장수인들과 단명 인들이 각각3/10인데 9규(九竅)와 사지(四肢)를 어떻게 쓰느냐에 달려있다. 장수인들은 눈을 함부로 쓰지 않고 귀로 아무 소리나 듣지 않으며 손으로 함부로 물건을 쥐지 않으며 발은 쓸데 없이 움직이지 않으며 함부로 사정(射精)하지 않는다. 단명 인들은 그것의 반대이다.

본시 장수할 수 있으나 스스로 몸을 잘못 움직여 죽는 자들도 3/10이다. 사람이 살기 위해 죽게 되는 동작을 취하는 예가 3/10이다.

어째서 그러한가? 몸을 봉양(奉養)함이 지나쳐서이다. 몸을 움직여 사지(死地)로 들어가는 자는 살려는 의지가 지나치게 많기 때문이다. 이는 도(道)에서 멀어져 도리어 요절(夭絶)하고 법도에 어긋나는 행동을 한 것이다.

듣기로, 생명을 잘 기르는 자는 육지에서 물소나 호랑이를 만나지 않고 전쟁 중에 살상(殺傷)을 당하지 않는다.[16] 물소는 그에게 뿔을 들이대지 못하며 호랑이도 발톱으로 할퀴지 못하며 군사도 그에게 무기를 쓰지 못한다. 어찌 그러한가? 그는 죽을 자리에 있지 않기 때문이다. 양생법을 어기지 않고도 사지(死地)에 드는 자들도 3/10에 속한다.

> **莊子養生篇曰、吾生也有涯、** 向秀曰、生之所稟、各有極也、**而智也無涯。** 嵇康曰、夫不慮而欲、性之動也。識而發感、智之用也。性動者、遇物而當足則無餘、智從感不求、倦而不已。故世之可患、恒在於智困、不在性動也。**以有涯隨無涯、殆已。** 郭象曰、以有限之性尋無趣之智、安得而不困哉。**而已爲智者、殆而已矣。** 向秀曰、已困於智矣。又爲智以攻之者、又殆矣。

《장자 · 양생편(莊子 · 養生篇)》[17]에 이르기를, 사람의 삶은 끝이 있으나 향수(向秀)[18]가 말하기를, 사람의 천품(天稟)은 각기 끝이 있다. 지식은 끝이 없다. 계강(嵇康)[19]이 말하기를, 생각 없이 일어나는 욕망은 천성(天性)이 움직인 것이고 의식(意識)이 외경(外境)에 감응한 것은 지식이 사용된 것이다. 천성이 움직여 사물을 만나면 적절하여 남음이 없으나 지식을 좇아 감응하면 얻지 못하고 좌절된다. 그러므로 세상의 우환은 언제나 지식으로 인해 곤궁한데 있지 천성이 움직인데 있지는 않다.

그러므로 끝이 있는 인생이 끝없는 지식을 추구함은 위태롭다. 곽상(郭象)[20]이 말하기를, 유한(有限)한 인생이 종적조차 찾을 수 없는 지식을 좇으니 어찌 곤궁치 아니하랴?

이미 지식을 가졌다면 더욱 위험하다. 향수(向秀)가 말하기를, 이

미 지식 때문에 곤궁한데 더욱 지식을 쌓아 자신을 괴롭히니 더욱 위험하다.

莊子曰、達生之情者、不務生之所無以爲。向秀曰、生之所無以爲者、性表之事也。張湛曰、生理自全、爲分外所爲、此是以有涯隨無涯也。**達命之情者、不務智之所無奈何。**向秀曰、命盡而死者是。張湛曰、乘生順之理、窮所稟分、豈智所知何也。

《장자(莊子)》에 이르기를, 인생의 모든 정황(情況)을 깊이 아는 자는 인생으로써 노력해도 어찌 할 수 없는 것에 대해서는 힘쓰지 않고, 향수(向秀)가 말하기를, 삶에 있어 노력해보았자 안 되는 것은 천성(天性)이 나타나는 일이다. 장담이 말하기를, 삶의 이치는 자신이 본시부터 갖추고 있으므로 외경(外境)을 추구하는 것은 끝 있는 인생이 끝없는 지식을 따르는 것이다.

천명(天命)의 모든 정황을 통달한 자는 지식으로 어찌 할 수 없는 일에 대해서 노력하지 않는다. 향수가 말하기를, 천명(天命)이 다하면 죽으니 이는 옳은 것이다. 장담이 말하기를, 인생은 순리(順理)대로 살다가 천품(天稟)이 다하면 죽는 법인데 이를 어찌 지혜로써 알 수 있으랴?

列子曰、少不勤行、壯不競時、長而安貧、老而寡欲。閑心勞形、養生之方也。

《열자(列子)》[21]에 이르기를, 젊을 때 지나치게 노고(勞苦)하지 말고 청장년(靑壯年)때는 남과 다투지 말며 중년기에는 빈궁해도 편안해 하며 늙어서는 욕망을 적게 가지라. 마음을 평안케 지니면서 적당히 몸을 움직이는 것이 양생(養生)의 방법이다.

列子曰、一體之盈虛消息、皆通於天地、應於萬類。 張湛曰、人與陰陽通氣。**和之於始、和之於終、靜神滅想、生之道也。** 始終和、則神志不散。

《열자(列子)》에 이르기를, 가득 참、텅 빔、증가、소멸하는 일체의 현상은 만물이 천지에 응하여 통하는 현상이다. 장담(張湛)이 말하기를, 사람과 음양은 기(氣)로써 서로 통한다.

몸의 기(氣)는 화(和)에서 시작하여 화(和)에서 끝나야 하는 법이니 기(氣)의 주(主)인 정신을 안정시켜 생각을 줄임이 양생(養生)의 도(道)이다. 우주법칙은 시작과 끝에 화(和)하니 신지(神志)를 흩어지지 않게 하라.

混元妙眞經曰、人常失道、非道失人、人常去生、非生去人。故養生者、愼勿失道。爲道者、愼勿失生。使道與生相守、生與道相保。

《혼원묘진경(混元妙眞經)》[22]에 이르기를, 사람은 언제나 도(道)를 잃은 채 살고 있지만 도(道)는 언제나 사람을 버리지 않고 있다. 사람은 항상 양생(養生)을 잊고 있으나 양생(養生)은 사람을 버린 적 없다. 그러므로 양생이란 삼가 도(道)를 잃지 않음이니 수도(修道)하는 자는 자신을 삼가 양생을 잃지 않도록 하라. 도(道)와 양생이 서로를 지킬 수 있게 하면 양생과 수도는 서로 보충하게 된다.

黃老經玄示曰、天道施化、與萬物無窮、人道施化、形神消亡、轉神施精精竭。故衰形本生精、精生於神、不以生施、故能與天合德、不與神化、故能與道同式。

《황노경현시(黃老經玄示)》[23]에 이르기를, 천도(天道)가 베풀어지면 만물이 무궁(無窮)하나 인도(人道)가 베풀어지면[24] 몸과 정신이 소멸된다. 정신이 흥분하여 사정(射精)하면 정(精)이 고갈되어 쇠망하기 때문이다. 정(精)은 본시 몸에서 생기고 사정은 정신에 의함이니 함부로 사정하지 않으면 능히 하늘과 덕(德)을 합할 수 있다. 그러므로 정신을 함부로 움직이지 않으면 능히 도(道)와 격식(格式)을 같이 할 수 있다.

黃老經玄示曰、以形化者、尸解之類、神與形離、二者不俱。遂象飛鳥、入海爲蛤、而隨季秋、陰陽之氣。以氣化者、生可冀也。以形化者、甚可畏也。

《황노경현시(黃老經玄示)》에 이르기를, 형체가 변화하는 경우를 들면 시해(尸解)[25]가 이에 속하는데 이는 정신과 몸이 분리되어 어느 한쪽도 완비되지 못한 것이다.

생명체의 예를 들면 하늘을 나는 새가 바닷물 속에 들어가 참조개가 되는데[26] 이는 8월의 음양의 기(氣)를 따르기 때문이다. 기

(氣)로써 변화하는 원리는 생명이 이어지는 법칙에 의한다. 그러나 형체가 변화하는 천리(天理)에 대해서는 깊게 경외(敬畏)할만하다.

嚴君平老子指歸曰、遊心於虛靜、結志於微妙、委慮於無欲、歸計於無爲。故能達生延命、與道爲久。

엄군평(嚴君平)이 주석(註釋)한 《노자지귀(老子指歸)》[27]에 이르기를, 마음을 허정(虛靜)에 노닐게 하고 미묘(微妙)에 뜻을 머무르게 하라. 생각을 무욕(無欲)에 두고 무위(無爲)로 돌아가라. 이렇게 하면 양생(養生)하게 되므로 장수하게 되고 도(道)와 더불어 영구(永久)하게 된다.

大有經曰、或疑者云、始同起於無外、終受氣於陰陽、載形魄於天地、資生長於食息、而有愚有智、有强有弱、有壽有夭、天耶、人耶。解者曰、夫形生愚智、天也。强弱壽夭、人也。天道自然、人道自己。始而胎氣充實、生而乳食有餘、長而滋味不足、壯而聲色有節者、强而壽。始而胎氣虛耗、生而乳食不足、長而滋味有餘、壯而聲色自放者、弱而夭。生長全足、加之導養、年未可量。

《대유경(大有經)》[28]에 이르기를, 어떤 자가 의혹을 가지고 묻기를, 모든 사람은 무(無)에서 기원(起源)되어 음양의 기(氣)를 받아 태어나 천지(天地)에 의해 형체를 유지하는 과정으로 음식과 호흡에 의해 성장해 나간다고 한다. 그러한 과정 중에 어떤 자는 어리석고 어떤 자는 지혜롭고 또는 굳세고 허약하고 혹은 장수하고 단명 하는데 이는 하늘이 그렇게 하는가? 각자에게 원인이 있는가?

답하기를, 대저 출생부터 어리석고 지혜로움이 있으니 이는 하늘이 그렇게 한 것이다. 그러나 굳셈、허약함、장수、단명은 사람에게 원인이 있다. 천도(天道)는 저절로 그리되는 것이고 인도(人道)는 자기가 결정하는 것이다.

품기(稟氣)가 충실한 채 태어나 자라면서 모유도 제대로 섭취하고 성장과정에서 영양분을 충분히 먹고 장성한 후에는 가무(歌舞)와 여색(女色)을 절제하면 건강하여 장수할 수 있다. 그러나 품기(稟氣)가 부족 된 채 태어나 자라면서 모유도 제대로 먹지 못하고 성장과정에서 영양분을 충분히 섭취하지 못하고 장성하여 가무와 여색을 방자(放恣)하게 즐기는 자는 허약하여 단명하게 된다. 그러나 어떤 경우라도 양생법을 닦는다면 수명은 측량할 수 없다.

道機經曰、人生而命有長短者、非自然也。皆由將身不謹、飮食過差、淫泆過度、忤逆陰陽、魂神不守、精竭命衰、百病萌生、故不終其壽。

《도기경(道機經)》[29]에 이르기를, 사람에게 수명의 장단이 있음은 저절로 그리됨이 아니다. 모든 원인은 몸이 근면치 못함、음식의 과다와 부족、방탕하여 과도(過度)함、음양(陰陽)을 거스름[30]、신혼(神魂)이 산란함、정(精)이 고갈되어 쇠약해짐에 있다. 이렇게 되어 모든 병이 시작되므로 천수(天壽)를 누리지 못하는 것이다.

河圖帝視萌曰、侮天時者凶、順天時者吉。春夏樂山高處、秋冬居卑深藏、吉利多福、壽考無窮。

《하도제시맹(河圖帝視萌)》[31]에 이르기를, 천시(天時)를 가벼이 여기는 자는 흉하고 천시를 따르는 자는 길하다. 봄、여름에 산을 즐기고 높은 곳에 있고 가을、겨울은 낮은 곳에 있고 몸은 깊이 간직하면 길하고 이로우며 복이 많아지고 수명이 무궁하게 된다.

雒書寶予命曰、古人治病之方、和以醴泉、潤以元氣、藥不辛不苦不甘、甛多味、常能服之、津流五臟、繫在心肺、終身無患。

《낙서보여명(雒書寶予命)》[32]에 이르기를, 옛 사람의 치병(治病)의 방법은 예천(醴泉)[33]의 물을 자주 삼켜서 원기(元氣)를 자윤(滋潤)시키며 맵지 않고 쓰지 않고 달지 않은 입에 맞는 여러 종류의 약들을 항상 먹는 것이었다. 그러면 진액(津液)이 5장(五臟)에 유통되어 심장과 폐가 강건(强健)해지므로 종신토록 병이 없게 된다.

孔子家語曰、食肉者、勇敢而悍 虎狼之類、食氣者、神明而壽、仙人、靈龜是也。食穀者、智慧而夭、人也。不食者、不死而神。

《공자가어(孔子家語)》[34]에 이르기를, 육식(肉食)을 하는 자는 용감하여 흉포(凶暴)하고[35] 호랑이와 이리 종류이다. 기(氣)를 먹는 자는 신혼(神魂)이 밝아 오래 살고[36] 선인(仙人)과 영구(靈龜)[37]가 이에 해당한다. 곡식을 먹는 자는 지혜로우나 단명하고 사람이다. 음식을 먹지 않는 자는 죽지 않고 신(神)이 된다.

仙傳曰、雜食者、百病妖邪所鍾、所食愈少、心愈開、年愈益、所食愈多、心愈塞、年愈損焉。

선전(仙傳)[38]에 이르기를, 잡식(雜食)하는 자는 온갖 병과 요사(妖邪)가 모여 든다.[39] 적게 먹을수록 마음이 열리게 되어[40] 세월이 흐를수록 더욱 유익해지고 많이 먹을수록 마음이 막히게 되어 해가 갈수록 더욱 손상을 입는다.

太史公司馬談曰、夫神者、生之本、形者、生之具也。神大用則竭、形大勞則斃。神形早衰、欲與天地長久、非所聞也。故人所以生者、神也、神之所耗者、形也、神形離別則死。死者不可復生、離者不可復返、故乃聖人重之。

태사공(太史公) 사마담(司馬談)[41]이 말하기를, 대저 정신은 생명의 근본이고 몸은 생명의 도구이다. 정신을 크게 사용하면 고갈되고 몸을 과로하면 죽는다. 정신과 몸이 일찍 쇠약해지면서 천지(天地)와 더불어 장구(長久)하려는 자의 경우는 들어보지 못했다.

그러므로 생명이 있게 하는 것은 정신이고 의탁해있는 곳은 몸이니 정신과 몸이 분리되면 죽는다. 사람이 한 번 죽으면 다시 살아날 수 없음은 정신이 몸을 떠나면 다시 돌아오지 못하기 때문이다. 그러므로 성인(聖人)은 이를 중요시 한다.

夫養生之道、有都領大歸、未能具其會者、但思每與俗反、則闇踐勝轍、獲過半之功矣。有心之徒、可不察歟。

무릇 양생(養生)의 도(道)의 총체적인 대요(大要)조차 전혀 알지 못하는 자라면, 단지 모든 일을 속인과 반대로 생각하라. 그러면 자신도 모르는 사이에 양생법을 실천하게 되니 이는 공을 반 넘게 획득한 것이다. 뜻을 둔 자는 이를 살피지 않으면 안 된다.

少有經曰、少思、少念、少欲、少事、少語、少笑、少愁、少樂、少喜、少怒、少好、少惡、行此十二少、養生之都契也。多思則神殆、多念則志散、多欲則損志、多事則形疲、多語則氣爭、多笑則傷臟、多愁則心懾、多樂則意溢、多喜則忘錯惛亂、多怒則百脈不定、多好則專迷不治、多惡則憔煎無懽、此十二多不除、喪生之本也。無多者、幾乎眞人大計。奢懶者壽、慳勤者夭、放散劬吝之異也。田夫壽、膏粱夭、嗜欲少多之驗也。處士少疾、游子多患、事務繁簡之殊也。故俗人競利道人罕營。

《소유경(少有經)》[42]에 이르기를, 적게 생각하고 적게 마음에 두고 욕망을 줄이고 일거리를 줄이라. 적게 말하고 적게 웃고 적게 근심하고 적게 즐기고 적게 기뻐하고 적게 분노하고 적게 사랑하고 적게 미워하라. 이렇게 "12소(十二少)"를 실천하면 양생에 완전하게 부합(符合)된다.

많이 생각하면 정신이 위태롭고 마음에 둠이 많으면 의지가 분산되며 욕망이 많으면 의지가 손상되고 일을 많이 하면 몸이 피로하고 말을 많이 하면 호흡이 가쁘고 많이 웃으면 내장(內臟)이 손상된다. 많이 근심하면 두려움을 느끼고 많이 즐기면 뜻이 넘쳐흐르고 많이 기뻐하면 잘 잊고 착각하여 혼미해지고 많이 분노하면 백맥(百脈)이 안정되지 못하고 많이 사랑하면 몰두하여 미혹해져 고칠 수 없게 되고 많이 미워하면 초조하고 마음이 끓어 즐겁지 못하다. 이러한 "12다(十二多)"를 제거하지 못함은 죽는 길로 가는 근본이 되니 이러한 잘못들이 많지 않은 자는 진인(眞人)에 거의 가깝다.

대체로 거리낌 없는 자는 장수하고 망설이는 자는 단명한데 이는 마음의 여유와 집착이 다르기 때문이다. 농부는 장수하고 기름진 음식을 먹는 자가 단명한 이유는 기욕(嗜慾)의 적고 많음 때문이다. 처사(處士)[43]는 질병이 적고 방탕자가 병이 많은 까닭은 사무의 간소와 번다의 차이 때문이다. 그래서 속인은 이익을 다투나 도인(道人)은 구하는 바가 적다.

胡昭曰、目不欲視不正之色、耳不欲聽醜穢之言、鼻不欲向羶腥之氣、口不欲嘗毒刺之味、心不欲謀欺詐之事、此辱神損壽。又居常而歎息、晨夜而吟嘯、干正來邪也。夫常人不得無欲、又復不得無事、但當和心少念、靜身損慮、先去亂神犯性、此則嗇神之一術也。

호소(胡昭)[44]가 말하기를, 눈으로 바르지 않은 형색(形色)을 보지 않으려 하고 귀로 흉하고 더러운 말을 듣지 않으려 하고 코로 비린내, 노린내를 맡지 않으려 하고 입으로 독한 자극성 있는 음식을 맛보지 않으려 하고 마음으로 거짓되고 악한 일을 도모하지 않으려 하라. 이는 신혼(神魂)을 욕되게 하여 수명을 감소시킨다. 또한 거처하면서 항상 탄식하거나 새벽이나 밤에 음창(吟唱)을 하거나 휘파람을 불면 정기(正氣)를 범하니 사기(邪氣)가 침입한다.

대저 보통사람은 무욕(無欲)하기 어렵고 또한 일 없이 지내기 어려우니 단지 마음을 화평(和平)케 하여 마음에 걸리는 바를 줄이며 몸을 안정시켜 생각을 덜어냄으로써 산란한 정신과 성정(性情)을 침범하는 바를 버려라. 이는 정신을 아끼는 하나의 기술이다.

黃庭經曰、玉池淸水灌靈根、審能修之可長存、名曰飮食自然。自然者、則是華池。華池者、口中唾也。呼吸如法、咽之則不飢也。

《황정경(黃庭經)》[45]에 이르기를, 옥지(玉池)[46]의 청수(淸水)[47]로써 영근(靈根)에 물을 주라.[48] 이를 살펴 닦는다면 장수할 수 있다. 이를 이름 하여 "자연(自然)을 마시는 것"이라 한다. 자연(自然)이란 화지(華池)이고 화지(華池)는 입안의 침이다. 침을 호흡에 맞추어 삼키면 배고프지 않게 된다.

老君尹氏內解曰、唾者、漱爲醴泉、聚爲玉漿、流爲華池、散爲精浮、降爲甘露。故口爲華池、中有醴泉、漱而咽之、溉臟潤身、流利百脈、化養萬神、支節、毛髮、宗之而生也。

《노군윤씨내해(老君尹氏內解)》[49]에 이르기를, 입안의 침은 양치질을 하면 예천(醴泉)이 되고 모으면 옥장(玉漿)[50]이 되고 흐르게 하면 화지(華池)가 되고 흩어지면 정부(精浮)[51]가 되며 아래로 내리면 감로(甘露)[52]가 된다. 그러므로 구강(口腔)은 화지(華池)이고 혀 밑은 예천(醴泉)이니 침을 모아 양치질을 하여 삼키면 5장(五臟)이 관개(灌漑)되어 몸이 윤택해진다. 예천을 백맥(百脈)에 흐르게 하면 만신(萬神)[53]이 양육되어 모발과 관절이 이를 근본삼아 생성된다.

黃帝中經曰、靜者壽、躁者夭。靜而不能養、減壽、躁而能養、延年。然靜易御、躁難將、盡順養之宜者、則靜亦可養、躁亦可養。

《황제중경(黃帝中經)》[54]에 이르기를, 마음이 안정된 자는 장수하고 조급한 자는 요절(夭絶)한다. 그러나 안정되었어도 양생하지 않으면 수명이 감소되고 조급해도 양생하면 연년(延年)한다. 안정된 자는 양생을 실천하기 쉽고 조급한 자는 어려우나 누구라도 정성스레 올바르게 양생한다면 안정된 자나 조급한 자나 양생이 가능하다.

韓融元長曰、酒者、五穀之華、味之至也、亦能損人。然美物難將而易過、養性所宜愼之。

한융원장(韓融元長)[55]이 말하기를, 술은 5곡(五穀)[56]의 정화(精華)이므로 그 맛이 지극하나 또한 사람을 해치기도 한다. 그래서 말하나니, 좋은 물건을 쉽게 지나치기 어렵다는 것을 의당히 양성(養性)[57]의 금계(禁戒)로 삼아야 한다.

邵仲湛曰、五穀充肌體、而不能益壽、百藥療疾延年、而不甘口。甘口充肌者、俗人所珍、苦口延年者、道士之所寶。

소중담(邵仲湛)[58]이 말하기를, 5곡은 신체를 충실하게 하나 수명을 더하게는 못하고 백약(百藥)은 병을 고쳐 연년(延年)케 하나 입을 달게 하지 못한다. 속인은 입에 달며 몸에 좋은 5곡을 진귀하게 여기나 도사는 입에 쓰나 연년케 하는 백약을 보배로 삼는다.

黃帝內經素問曰、黃帝問歧伯曰、余聞上古之人、春秋皆度百歲、而動作不衰 謂血氣猶盛也、今時之人、年半百而動作皆衰者、時世異耶、將人之失也。歧伯曰、上古之人、其知道者、法於陰陽、和於術數 房中交接之法。飮食有節、起居有常、不妄作勞、故能形與神俱、而盡終其天年、度百歲乃去。今時之人不然也、以酒爲漿、以妄爲常、醉以入房、以欲竭其精、以耗散其眞、不知持滿、不時御神、務快其心、逆於生樂、起居無節、故半百而衰也。

《황제내경(黃帝內經)·소문(素問)》[59]에 이르기를, 황제(黃帝)가 기백(岐伯)[60]에게 묻기를, 짐이 듣기로 상고시대(上古時代)의 사람들은 나이가 백이 되어도 동작이 쇠퇴하지 않았는데 혈기(血氣)가 도리어 왕성해진다. 지금시대의 사람들은 나이 50이 되면 모두 동작이 쇠퇴되니 시대가 다르기 때문에 그러한가?, 사람들이 바른 생활을 하지 못해서인가?

기백이 답하기를, 상고시대사람들은 도(道)를 알고 있어서 음양(陰陽)의 법칙을 본받아 술수(術數)로 생활을 조화시키고 술수(術數)는 방중술(房中術)로, 이는 남녀의 성교의 방법이다. 음식을 절도 있게 먹고 기거(起居)는 규칙적이며 함부로 몸을 쓰지 않으므로 정신과 육체가 완전하여 천수(天壽)를 다하게 되니 백세까지 살게 됩니다. 그러나 지금시대의 사람들은 그렇지 못하여 항상 술을 장수(漿水)[61] 마시듯 하고 망동(妄動)을 상도(常道)로 삼고 술 취한 채 성교하여 정욕(情慾)으로 정(精)을 고갈시켜 진양(眞陽)[62]을 소모시켜 흩어버립니다. 만족할 줄 모르고 언제나 신혼(神魂)을 다스리지 못하고 마음 가는 데로 즐겨 행함을 업무로 삼아 기거(起居)에 절도가 없어 양생(養生)의 즐거움을 거스르므로 나이 50에 노쇠하게 됩니다.

老君曰、人生大期、百年爲限、節護之者、可至千歲。如膏之用、小炷與大耳。衆人大言、而我小語、衆人多煩、而我小記、衆人悖暴、而我不怒、不以人事累意、不修仕祿之業、淡然無爲、神氣自滿、以爲不死之藥、天下莫我知也。

노자(老子)가 말하기를, 사람이 오래 산다고 해도 백년이 한계라고 하나 절제하여 양생하면 천년까지도 살 수 있다. 이는 등잔의 심지가 계속 불을 밝힐 수 있도록 기름을 끊이지 않고 붓는 것과 같은 이치다.

모든 사람은 과장되게 말하나 나는 간소하게 말하고 여러 사람은 번다하게 생각하나 나는 생각을 줄이고 모든 사람은 대노(大怒)하나 나는 화내지 않는다.

나는 다른 사람의 일에 마음이 얽매이지 않고 관직에 종사하지 않으며 고요히 맑게 무위(無爲)하니 신기(神氣)는 절로 충만하여 이를 불사약(不死藥)으로 삼으니 내가 아는 바를 천하는 알지 못하는구나!

無謂幽冥、天知人情、無謂暗昧、神見人形、心言小語、鬼聞人聲。犯禁滿千、地收人形。人爲陽善、吉人報之。人爲陰善、鬼神報之。人爲陽惡、賊人治之。人爲陰惡、鬼神治之。故天不欺人依以影、地不欺人依以響。

하늘이 사람의 정황(情況)을 아는 게 어둡다고 말하지 말고 귀신이 사람의 행동을 잘 살펴보지 못한다고 일컫지 말라. 귀신은 사람의 마음속 생각과 소근 대는 말까지 듣고 있다. 그리하여 사람이 범한 금계(禁戒)가 천 가지에 이를 정도로 차면 땅속으로 끌고 간다.

사람이 눈에 보이는 선행을 하면 길인(吉人)이 이를 갚아주고 보이지 않는 선행을 하면 귀신이 보답한다. 사람이 나타나는 악행을 하면 정인(正人)이 이를 다스리고 숨겨진 악행을 하면 귀신이 다스린다. 그러므로 사람이 그림자 속에 숨어 행동해도 하늘을 속일 수 없고 사람이 소리에 묻혀 말해도 땅을 속이지 못한다.

老君曰、人修善積德、而遇其凶禍者、受先人之餘殃也。犯禁爲惡、而遇其福者、蒙先人之餘福也。

노자(老子)가 말하기를, 사람이 선(善)을 닦아 덕(德)을 쌓으면 흉화(凶禍)를 만나도 먼저 다른 사람이 흉화를 당한 후에 남은 것에 당하고 금계를 범하여 악(惡)을 이룬 자는 복(福)을 만나도 다른 사람이 먼저 복을 받은 후에 나머지를 받게 된다.

名醫敍病論曰、世人不終耆壽、咸多夭殁者、皆由不自愛惜、忿爭盡意、邀名射利、聚毒攻神、內傷骨髓、外貶筋肉、血氣將無、經脈便擁、肉理空疎、唯招衆疾、正氣日衰、邪氣日盛矣。不異擧滄波以注爝火、頹華岭而斷涓流、語其易也、甚於玆矣。

명의(名醫)의 《서병론(敍病論)》[63]에 이르기를, 세상 사람들 중에 늙어 장수한 채 수명을 마치지 못하고 요절(夭絶)한 자가 많은 이유를 설명하겠다.

본인 스스로 몸을 아끼지 않고 분노하여 마음을 다하여 싸우고 명예와 이익을 얻으려고 골몰하니 그 독이 모여져 정신을 공격한다. 그리하여 안으로는 골수(骨髓)가 손상되고 밖으로 근육이 마르며 혈기(血氣)가 없어져 경맥(經脈)이 막히고 몸안은 성기고 텅비게 되니 오직 온갖 병을 초래하여 정기(正氣)는 나날이 쇠해지고 사기(邪氣)는 매일매일 성해지게 된다.

이렇게 크게 기울어진 병증을 치료하려 함은 바닷물을 모두 떠다가 모닥불에 부어 끄려 하고 높은 준령을 허물어 그 흙을 가져다 실개천을 막으려 함과 다르지 않다. 말은 쉽게 했으나 상황은 심각하다.

彭祖曰、道不在煩、但能不思衣、不思食、不思聲、不思色、不思勝、不思負、不思失、不思得、不思榮、不思辱、心不勞、形不極、常導引、納氣、胎息、爾可得千歲。欲長生無限者、當服上藥。

팽조(彭祖)가 말하기를, 도(道)는 번다한데 있지 않나니 단지 옷에 대해 생각 말고 음식에 대해 생각 말고 가무(歌舞)에 대해 생각 말고 여색에 대해 생각 말고 승리에 대해 생각 말고 패배에 대해 생각 말고 손실에 대해 생각 말고 이득에 대해 생각 말고 영화(榮華)에 대해 생각 말고 굴욕에 대해 생각 말라.

마음을 노고(勞苦)하지 않고 몸을 피곤케 말라.

항상 도인술(導引術)、납기법(納氣法)[64]、태식법(胎息法)[65]을 행하면 천년(千年)을 살 수 있다. 또한 무한히 장생코자 하는 자는 항상 상약(上藥)[66]을 먹어라.

仲長統曰、蕩六情五性、有心而不以之思、有口而不以之言、有體而不以之安、安之而能遷、樂之而不愛。以之圖之、不知日之益也、不知物之易也、其彭祖老耼庶幾。不然彼何爲與人者同類、而與人者異壽。

중장통(仲長統)[67]이 말하기를, 6정(六情)과 5성(五性)[68]을 소탕해버려서 마음은 있으되 생각하지 않고 입은 있으나 말하지 말며 몸도 있으나 안일(安逸)하지 말라. 안일하다면 능히 몸을 움직여야 하고 즐기면서도 빠지지는 말라. 이렇게 생활해나가면서 세월이 가는 것을 모르고 만물이 바뀌는 것도 알지 못한다면 팽조(彭祖)와 노담(老耼)에 거의 가깝게 되리라. 그렇게 못하겠다면, 남들 사는 것처럼 살면서 어찌 보통사람과 다른 수명을 누리려 하는가?

陳紀元方曰、百病橫夭、多由飮食、飮食之患、過於聲色。聲色可絶之踰年、飮食不可廢之一日。爲益亦多、爲患亦切。多則切傷、少則增益。

진기원방(陳紀元方)[69]이 말하기를, 사람이 온갖 병을 만나 갑자기 일찍 죽는 원인은 대부분 음식이다. 음식 때문에 생기는 병은 가무와 여색 때문에 생기는 병보다 훨씬 많다. 가무와 여색은 끊고

도 해를 넘기며 살아갈 수 있지만 음식은 하루도 폐지할 수 없기 때문이다. 몸에 유익함이 많은 음식일수록 그 때문에 병이 생기면 더욱 깊다는 것을 알라. 유익함이 많은 음식일수록 손상이 심하고 소량을 먹으면 더욱 유익하다.

張湛云、凡脫貴勢者、雖不中邪、精神內傷、身必死亡。 非妖禍外侵、直由氷炭內煎、則自崩傷中嘔血也。**始富後貧、雖不中邪、皮焦筋出、委辟爲攣。** 貧富之於人利害、猶於權勢、故疴瘆損於形骸而已。**動勝寒、靜勝熱、能動能靜、所以長生。精氣清靜、乃與合道。**

장담(張湛)이 말하기를, 대저 고귀하여 권력 있는 자는 비록 사기(邪氣)에 침범당하지 않더라도 정신의 혹사(酷使)로 인하여 내장(內臟)이 손상되어 반드시 이런 식으로 죽는다. 외부로부터 요사(妖邪)가 침범하지 않는다고 하더라도 마음에서는 얼음과 열탄(熱炭)이 끓듯이 비탄과 분노로 몸이 손상되어 피를 토하는 증상이 생긴다.

처음에는 부유(富裕)하였는데 후에 빈궁(貧窮)해진 자는 사기(邪氣)에 침범당하지 않았더라도 피부가 초췌하고 근육이 돌출되며 몸이 말라 경련(痙攣)을 일으킨다. 사람에 있어 빈부의 이해관계는 권세의 득실에 비유될 수 있다. 그러므로 발생하는 병도 동일하다.

움직이면 추위를 이길 수 있고 안정하면 더위를 이길 수 있으니 움직여야할 때 움직이고 안정해야할 때 안정하면 장생할 수 있다.

그러므로 정신(精神)과 기혈(氣血)이 맑고 안정되면 도(道)와 합하게 된다.

莊子曰、眞人其寢不夢。愼子云、晝無事者、夜不夢。

《장자(莊子)》에 이르기를, 진인(眞人)은 잠을 자는 동안에도 꿈을 꾸지 않는다.[70]

《신자(愼子)》[71]에 이르기를, 낮에 일이 없는 자는 밤에 꿈을 꾸지 않는다.

張道人年百數十、甚翹壯也。云養生之道、莫久行、久坐、久卧、久視、久聽、莫强飮食、莫大沈醉、莫大愁憂、莫大哀思、此所謂能中和。能中和者、必久壽也。

장도인(張道人)은 백 수십 세인데도 매우 건장하였다. 그가 말하기를, 양성(養性)의 도(道)는 오랫동안 걷지 않고 오래 앉아 있지 않으며 오래 누워있지 않고 오래 보지 않으며 오래 듣지 않으며 음식을 억지로 먹지 않으며 크게 술 취하지 않고 크게 근심하고 걱정하지 않으며 크게 슬퍼하며 생각하지 않는 것이오. 이렇게 함을 중화(中和)[72]를 지닌다고 이르오. 능히 중화를 행할 수 있으면 기필코 오래 살 수 있소.

仙經曰、我命在我不在天、但愚人不能知、此道爲生命之要。所以致百病風邪者、皆由恣意極情、不知自惜、故虛損生也。譬如枯朽之木、遇風卽折、將崩之岸、値水先頹。今若不能服藥、但知愛精節情、亦得一二百年壽也。

선경(仙經)[73]에 이르기를, 각자의 생명은 자기에게 있지 하늘에 있지 않다. 그런데도 어리석은 자는 이러한 생명의 요체(要諦)를 모른다.

백병(百病)과 풍사(風邪)[74]가 침입한 자는 모두가 뜻을 방자히 하고 감정이 극도에 달하였는데도 자신을 아껴 살필 줄 몰라 허손(虛損)이 생겼기 때문이다.

비유하면 고목이 바람을 만나 즉시 부러지려면 그 전에 뿌리박힌 땅에 물이 말라 붕괴되기 시작한다. 현재 약을 먹지 못한다면 다만 정욕을 절제하여 정액(精液)을 아껴라. 이렇게 하면 백년 혹은 2백년까지도 살 수 있다.

張湛養生要集敍曰、養生大要、一曰嗇神、二曰愛氣、三曰養形、四曰導引、五曰言語、六曰飮食、七曰房室、八曰反俗、九曰醫藥、十曰禁忌。過此已往、義可略焉。

장담(張湛)이 저술한 《양생요집·서(養生要集·敍)》에 이르기를, 양생의 대요는 첫째는 정신을 아낌이요, 둘째는 기(氣)를 아낌이요, 셋째는 몸을 기름이요, 넷째는 도인술(導引術)을 행함이요, 다섯째는 언어에 절도가 있음이요, 여섯째는 음식을 절제함이요, 일곱째는 성생활을 절제함이요, 여덟째는 세속과 반대 될 것이요, 아홉째는 의약(醫藥)에 의지할 것이요, 열째는 금기(禁忌)를 지킴이다. 이 열 가지 외의 것은 생략해도 마땅하다.

青牛道士言、人不欲佚樂、樂人不壽。但當莫强健爲力、所不任擧重、引强掘地、若作倦而不息、以致筋骨疲竭耳。然於勞苦勝於逸樂也。能從朝至暮、常有所爲、使之不息乃快、但覺極當息、息復爲之。此與導引無異也。夫流水不腐、戶樞不朽者、以其勞動數故也。飽食不用坐與臥、欲得行步、務作以散之。不爾、使人得積聚不消之疾、及手足痹蹙、面目黧皯、必損年壽也。

청우도사(青牛道士)[75]가 말하기를, 사람은 지나친 즐거움을 추구(推究)해서는 안 되나니 즐거움에 빠진 자는 장수하지 못한다.

자신이 맡은 무거운 물체를 듦, 힘주어 당김, 땅 파는 일 등을 해내지 못할 만큼 강건하지 못해서는 안 된다. 이를 감당치 못해 노곤한 채 휴식하지 못하면 근골(筋骨)이 피폐(疲廢)해진다. 그러므로 적당히 노고하므로 써 안일(安逸)한 즐거움에 빠짐을 이겨라.

아침부터 저녁까지 항상 적당히 일하기를 즐겨 끊어짐이 없으면 상쾌해진다. 그러나 노고가 극에 달하면 당연히 휴식하였다가 회복되면 다시 일하라. 일하는 것은 도인술(導引術)과 다르지 않다. 대저 흐르는 물은 썩지 않고 문의 축은 삭지 않나니 이는 빈번하게 움직이기 때문이다.

배불리 먹은 후에는 앉거나 눕지 말고 천천히 걸어서 소화가 잘 되게 하라. 이렇게 하지 않으면 적취(積聚)나 해소(解消)되지 못하는 병이 나고 팔다리가 마비되어 구부리지 못하게 되거나 얼굴과 눈에 검은 점이 생겨 반드시 수명을 해치게 된다.

> 皇甫隆問青牛道士、青牛道士、姓封、字君達、其養性法則可施用。大略云、體欲常勞、食欲常少、勞無過極、少無過虛、去肥濃、節鹹酸、減思慮、損喜怒、除馳逐、慎房室。武帝行之有効。

황보륭(皇甫隆)[76]이 청우도사(青牛道士)에게 생활에서 실천이 가능한 양생법에 대해 물었다. 청우도사는 성(姓)이 봉(封), 자(字)는 군달(君達)이다. 청우도사가 매우 간략하게 답하기를, 몸은 언제나 노고하려고 하고 음식은 언제나 적게 먹으려 하라. 노고하되 지나쳐 극에 달하지 않고 일이 거의 없어 노고하지 않아도 될 정도가 되지는 말라. 기름지고 진한 음식을 피하고 짠맛, 신맛을 줄여라. 사려(思慮)를 줄이고 희노(喜怒)를 덜며 빠르게 달리지 말고 성생활을 절제하라.

무제(武帝)[77]는 이를 실천하여 효험을 얻었다.

> 彭祖曰、人之受氣、雖不知方術、但養之得理、常壽之一百二十歲。不得此者、皆傷之也。小復曉道、可得二百四十歲、復微加藥物、可得四百八十歲　嵇康亦云、導養得理、上可壽千歲、下可壽百年。

팽조(彭祖)가 말하기를, 사람이 기(氣)를 얻고자 함에 방법을 모른다고 할지라도 양생의 원리만 터득하면 언제나 건강하게 120세까지 살 수 있다. 120세를 얻지 못한 자는 모두 몸과 마음이 손상된 것이다. 약간이나마 회복하고 도(道)를 밝게 알게 되면 240세까지도 살 수 있는데 더욱 깊이 알아 이에 단약(丹藥)의 복용까지 겸하면 480세까지 살 수 있다. 계강(稽康)이 말하기를 양생의 원리를 터득하면 최하 백년에서 최고 천년까지 살 수 있다.

彭祖曰、養壽之法、但莫傷之而已。夫冬溫夏涼、不失四時之和、所以適身也。

팽조(彭祖)가 말하기를, 양생하여 장수하는 방법은 단지 손상되지 않는 것이다. 대저 겨울에는 몸을 따뜻하게 하고 여름에는 서늘히 지내며 네 계절의 양생법을 어기지 않음을 몸에 적용시켜라.

彭祖曰、重衣厚褥、體不勞苦、以致風寒之疾。厚味脯腊、醉飽厭飫、以致聚結之病。美色妖麗、嬪妾盈房、以致虛損之禍。淫聲哀音、怡心悅耳、以致躭之惑。馳騁遊觀、弋獵原野、以致發狂之失。謀得戰勝、兼弱取亂、以致驕逸之敗。蓋聖賢或失其理也。然養生之具、譬猶水火不可失適、反爲害耳。

팽조가 말하기를, 여러 겹의 옷을 입고 지내면서 두터운 이부자리에서 잠자고 몸을 노고케 하지 않으면 풍한병(風寒病)[78]을 부르게 된다. 맛있는 농밀(濃密)한 음식과 건육(乾肉)을 먹으며 술을 취하도록 마시고 음식을 싫증 날정도로 배불리 먹으면 취결병(聚

結病)[79]이 생긴다. 예쁜 첩이 방에 가득 차게 많으면 허손(虛損)의 화를 부르고 음탕하거나 슬픈 음악을 들으면 귀가 즐거워 마음이 느긋해져 황폐해진다. 급하게 말을 달리며 볼거리를 즐기거나 들판에서 사냥을 하면 발광(發狂)한다. 모계(謀計)를 써서 승전(勝戰)하거나 약소국가가 혼란한 틈타 합병하면 교만하고 방일(放逸)해져 패배하게 된다. 그래서 거개의 성현(聖賢)은 양생의 원칙을 잃지 말도록 경계하였다.

양생의 도구를 비유하여 말하면 수(水)와 화(火)이니 이를 부당하게 사용하면 아니 될 뿐 아니라 도리어 해가 된다.[80]

彭祖曰、人不知其經脈損傷、血氣不足、肉理空踈、髓腦不實。內已先病、故爲外物所犯、風寒酒色、以發之耳。若本充實、豈有病乎。

팽조가 말하기를, 사람들은 경맥(經脈)이 손상된 것을 모르다가 혈기(血氣)가 부족해져 근육이 성기고 약해지게 되고 결국은 골수(骨髓)와 뇌(腦)도 부실해진다. 이렇게 몸 안이 먼저 병듦으로써 외사(外邪)가 침범할 수 있나니 이는 풍한(風寒)과 주색(酒色)으로 인하여 발병하는 경우이다. 만약 근본이 충실하다면 어찌 병이 있을 수 있으랴?

仙人曰、罪莫大於淫、禍莫大於貪、咎莫大於讒。此三者、禍之車、小則危身、大則危家。若欲延年少病者誡、勿施精命夭殘、勿大溫消骨髓、勿大寒傷肌肉、勿咳唾失肥液、勿卒呼驚魂魄、勿久泣神悲慼、勿恚怒神不樂、勿念內志恍惚。能行此道、可以長生。

선인(仙人)이 말하기를, 음탕(淫蕩)보다 더 큰 죄는 없고[81] 탐냄보다 더 큰 화는 없으며 타인을 험담하는 것보다 더 큰 허물은 없다. 이 세 가지는 화를 운반하는 수레이니 적게는 몸을 망치게 하고 크게는 가정을 위태롭게 한다.

만약 병을 줄이어 오래 살려는 자는 다음의 금계(禁戒)를 지켜라.

사정(射精)하지 말아야 하나니 이는 수명이 손상되기 때문이다. 매우 따뜻하게 지내지 말아야 하나니 이는 골수(骨髓)가 소모되기 때문이다. 너무 춥게 지내면 안 되나니 이는 기육(肌肉)이 상하기 때문이다. 침을 뱉으면 안 되나니 진액(津液)을 잃기 때문이다. 갑자기 소리치면 안 되나니 혼백(魂魄)이 놀라기 때문이다. 오래 동안 울면 안 되나니 신혼(神魂)이 슬퍼서 상하기 때문이다. 분노하면 안 되나니 신혼(神魂)이 즐겁지 않기 때문이다. 여색을 생각하면 안 되나니 뜻이 황홀해지기 때문이다.

누구나 능히 이 도(道)를 행하면 장생(長生)할 수 있다.

【註 解】

1) 《신농경(神農經)》: 《神農本草經》이다. 神農氏가 藥材 수백 종의 효능을 口述하니 相傳되어 後漢時代에 이르러 張仲景이 A.D 250년경에 上品藥120종、中品藥120종、下品藥125종, 총 365종의 약재를 효능별로 구분하여 저술하였다.

2) 5석(五石): 불로불사한다는 대표적인 광물성 약재 5종.

① 단사(丹砂): 氣味는 甘、微寒、無毒하다. 主治는 신체와 5장의 모든 병, 정신을 기르고 魂魄을 안정시키고 기력을 더하고 눈을 밝게 한다. 精靈、惡鬼를 죽이고 오래 먹으면 神明을 통하고 늙지 않는다.

② 웅황(雄黃): 기미는 苦、平寒、유독하다. 주치는 鼠瘻로 인한 寒熱、惡瘡、疽痔, 정령、악귀를 죽이고 白蟲毒을 제거한다. 제련하여 먹으면 輕身하여 신선이 된다.

③ 증청(曾靑): 기미는 酸、小寒、무독하다. 주치는 眼痛과 눈물을 자주 흘리는 증상、風痺, 관절을 부드럽게 하고 九竅를 통하며 積聚를 부순다. 오래 먹으면 輕身하여 늙지 않는다.

④ 백반(白礬): 기미는 산한(酸寒)하고 무독하다. 주치는 寒熱泄痢、陰蝕惡瘡、消痰止渴、中風失音, 제련하여 먹으면 輕身不老한다.

⑤ 자석(慈石): 기미는 辛寒하고 무독하다. 주치는 周痺風濕、肢節痛으로 물건을 쥐지 못함. 大熱煩滿、耳聾. 腎臟을 기르고 骨氣를 강하게 하고 益精、通關節하며 五勞七傷을 補한다.

광물성 약재가 神仙이 되는 이유는 제련과정에서 화학변화가 일어나 최초의 品性과 다른 품성으로 바뀌어 인체에 지극히 유익한 성분으로 바뀌었기 때문이다. 그러나 약재의 순도가 99.99%가 못되거나 제련의 과정의 격식이 99.99%가 못될 경우에는 유독성분이 남게 되어 복용시 사망 혹은 불치병을 초래한다. 해독약은 기러기의 배설물이 제일 좋고 오리의 배설물도 대용할만하다.

3) 영지(靈芝): 《本草綱目》曰 '釋名: ○《爾雅》에 이르기를, 菌芝이다. 注에 이르기를, 一歲三華의 瑞草이다. 혹자는 말하기를 剛處에서 나는 것을 菌、柔處에서 나는 것을 芝라고 한다. 옛적에 四皓는 芝를 채취하였으며 여러 신선이 이를 服食했다.

《集解・別錄》에 이르기를, 青芝는 泰山에서 生하고 赤芝는 霍山에서 生하고 黃芝는 嵩山에서 生하고 白芝는 華山에서 生하고 黑芝는 常山에서 生하고 紫芝는 高夏山에서 生하는데 六芝는 모두 6월、8월에 에 채취한다.

《瑞命記》에 이르기를, 王者가 仁慈하면 芝草가 生하는데 바로 이것이다.

葛洪 《抱朴子》에 이르기를, 芝에는 石芝、木芝、草芝、肉芝、菌芝 등 무릇 수백 종이 있다. 石芝는 돌 모양으로 해변의 石山이나 섬의 절벽에 生한다. 肉芝는 살덩이의 형상으로 큰 돌 위에 붙어있는데 머리와 꼬리가 있는 生物이다. 붉은 것은 산호 같고 흰 것은 截肪 같고 검은 것은 옻칠 같다. 푸른 것은 새의 푸른 날개 같고 누런 것은 紫金 같은데 모두 빛을 발하며 투명함이 단단한 얼음 같다. 큰 것은 10여 근이고 작은 것은 3~4근이다. 무릇 芝草를 구함에 있어서는 名山에 들어가야 하는데 반드시 三月과 九月이어야 하니 이는 산이 神藥을 열어 나타내 보이는 달이기 때문이다. 반드시 하늘이 돕는 시간을 택하여만 하는데 三奇吉門에 出發하여

산에는 반드시 六陰之月과 明堂之時에 도착하여야한다. 몸에는 靈寶符를 지니고 흰 개를 끌고 흰 거위를 안고 흰 소금 한 말을 지고 開山符檄을 가지고 가서 큰 돌 위에 모두 陳設하여 齋를 지내고 吳唐草 한 줌을 쥐고 入山하면 山神이 기뻐하며 반드시 芝를 발견하게 해준다.

① 靑芝는 氣味가 酸、平、無毒하고 主治는 明目、補肝氣、安精魄、仁恕하게 된다. 오래 먹으면 輕身不老하며 延年하여 成仙한다.

② 赤芝는 氣味가 苦、平、無毒하고 主治는 胸中結、益心氣、補中、增智慧. 오래 먹으면 輕身不老하여 成仙한다.

③ 白芝는 氣味가 辛、平、無毒하고 主治는 咳逆上氣、益肺氣、通利口鼻、安魄. 오래 먹으면 輕身不老하여 成仙한다.

④ 黑芝는 氣味가 鹹、平、無毒하다. 主治는 癃、利水道、益堅氣、通九竅. 오래 먹으면 輕身不老하며 延年하여 成仙한다.

⑤ 紫芝는 氣味가 甘、溫、無毒하다. 主治는 耳聾、利關節、保神、益精氣. 오래 먹으면 輕身不老하며 延年한다.'

4) 《혼원도덕경(混元道德經)》: 《老子》、《道德經》、《五千文》등의 異名이 있다. 春 秋末 周朝의 守藏室의 官吏인 老聃의 저서로 上下篇 총 81章으로 구성되었다. 또는 戰國時代에 의하면, 老子가 중국을 영구히 떠나 西蜀으로 가기 위하여 函谷關에 이르렀을 때 關令 尹喜가 노자에게 그의 사상을 책으로 남길 것을 간청하니 道의 본체、원리와 道의 德을 담은 五千言을 남겼다. 이것이 오늘날의 《도덕경》이다.

내용은, 道家의 宇宙觀、사회정치사상、修身處世의 道이다. 노자는 先天虛無之道가 우주법칙이자 본체이니 천지만물은

道의 体用아님이 없다하여 虛心으로써 理合하면 편안하게 장수할 수 있다고 주장하였다.

莊子는 《莊子・天下篇三三》에서 《도덕경》에 대해서 평하기를

其書雖瓌瑋、而連犿無傷也。其辭雖參差、而諔詭可觀、彼其充實不可以已。上與造物者游、而下與外、死生無終始者爲友、其於本也。弘大而辟、深閎而肆、其於宗也、可謂稠適而上遂矣。雖然、其應於化而解於物也、其理不竭、其來不蛻芒乎昧乎、未之盡者。

그 책의 내용은 진지하지만 원활하여 사람의 마음을 상하게 하지는 않는다. 그의 문장은 서로 상대되며 奇異하므로 읽을 만하나 자신의 充實을 전부 나타내지는 않았다. 그는 위로는 造物主와 노닐고 아래、밖으로는 死生、시작과 無窮, 이러한 것과 벗이 됨을 宗趣로 삼았다. 그는 크고 활짝 열어 놓음과 깊숙이 크게 뻗음을 근본으로 삼았으니 고르게 조화하여 높이 뻗쳤다고 이를 만하다. 그리하여 그는 만물의 변화로써 사물의 이치에 응하였으므로 그의 논리는 고갈되지 않으며 道理에서 벗어나지 않는다. 그가 말하는 大道는 망막하고 아득하여 다함이 없다.

秦代와 漢代以後부터는 역대도가학자들과 도사들이 본서를 존숭하여 수많은 註釋書를 편찬하였으며 근본경전으로 삼았다. 대만에서 편집한 《無求備齋・老子集成》의 초편과 속편에는 349종의 주석서가 수록되어있고 우리나라에서는 李珥(A.D 1536~1584)의 《醇言》、朴世堂(A.D 1629~1703)의 《道德經註解》、徐命膺(A.D 1716~1787)의 《道德指

歸》、洪奭周(A.D 1774~1816)의 《訂老》등이 있다. 《道藏·洞神部·本文類》에는 白文本二卷의 《道德眞經》과 唐初 傅奕의 《道德經古本篇》二卷을 수록하였으며 《道藏·洞神部·玉訣眞訣類》에는 역대 《道德經》50여종의 注本을 수록하였다. 그리고 현존하는 가장 오래된 판본은 1937년 湖南長沙의 馬王堆의 漢墓에서 출토된 帛書 《道德經》이다.

5) 곡신(谷神): 《道德經·六章》에 나오는 용어로, 不生不滅的인 空性에 근본원리를 둔 道의 보이지 않는 변화원리이다. 그러나 仙道에서는 인간의 不死原理로 해석하였다. 元•陳虛白 《規中指南•識爐鼎第三》曰, 谷神을 얻어 不死하려면 반드시 玄牝에 의거하여 根基를 세워야 한다. 그리하여 眞精이 黃金室로 돌아오기를 마치면 한 덩어리의 明珠는 영원히 몸에서 떠나지 않게 된다.(要得谷神不死　須憑玄牝立根基　眞精旣返黃金室　一顆明珠永不離。)

6) 하상공(河上公): "강위의 공중에 떠있는 사람"이란 뜻이다. 《神仙傳·卷三·河上公傳》에 이르기를, 河上公은 그 姓字를 알 수 없다. 漢朝의 文帝때에 하상공은 강변에 풀로 엮은 암자를 짓고 그 안에서 살았다. 文帝는 《도덕경》을 좋아하여 여러 왕공과 대신들에게 읽도록 명령하였는데 읽다가 그 뜻이 막히는 부분이 있어 주위에 물어보면 누구나 하상공만이 노자의 義旨를 알고 있다고 답하였다. 文帝가 신하를 하상공에게 보내어 자신이 해석하지 못하는 부분을 물었다. 하상공이 답하기를 "道는 존숭해야 하고 德은 귀하니 임금이 직접 묻지 않으면 안 됩니다." 신하가 하상공의 뜻을 文帝에게 전하니 文帝가 친히 草庵을 방문하였다. 文帝가 마차에 탄 채 먼저 허리를 굽혀묻기를 "하늘아래 皇土아닌 곳이 없고 짐이 다스리는 땅에 사는 자는 짐의 신하 아닌 자가 없다. 어느 지역이든 四大

가 있는데 짐이 그 중의 하나이다. 그대가 道를 지녔다 해도 짐의 臣民에 불과한데 스스로 굽히지 않고 어찌 이토록 고고한가?" 그러자 하상공은 손뼉을 친 후 앉은 채 공중으로 뛰어올라 數丈 높이의 허공에 앉아서 내려다보며 말하기를 "나는 지금 몸이 위로 하늘에 이르지 않았으나 가운데 허공중에 있어 人緣에 얽매이지 않았으며 아래로 땅을 밟고 있지 않는데 어찌 나를 그대의 臣民이라고 하는 것인가?" 文帝가 그제야 마차에서 내려 머리를 숙이고 말하기를 "짐이 不德하여 先帝의 業을 계승했다 해도 재능은 적은데 임무는 커서 근심이 매우 크오. 세상을 다스리는데 있어 마음으로 道를 공경하나 어리석고 어두워 많은 일을 제대로 마무리하지 못하오. 오로지 원하노니 道君께서는 가르침을 베푸소서."

하상공이 《道德經》2권을 文帝에게 주며 "내가 열심히 연구하여 《도덕경》의 의문점을 풀이하면서 많은 말은 쓰지 않았소. 내가 經을 注한 이후 1700여 년간 3인에게 전했는데 聖上까지 합하면 네 사람이오. 부디 옳지 않은 자에게는 보여주지 마시오." 말을 마치자 하상공은 보이지 않았다.

현재 《老子道德經河上公章句》가 傳한다.

7) 5장신(五臟神): 《內經•素問•宣明五氣篇》曰, 五臟중에 心은 神을 간직하였고 肺는 魄을, 肝은 魂을, 脾는 意를, 腎은 志를 간직했으니 이를 일러 五臟所藏이라고 부른다. (五臟所藏 心藏神 肺藏魄 肝藏魂 脾藏意 腎藏志 是謂五臟所藏。) 이를 보면 本書의 此段과 脾와 腎이 다르다.

《道樞•七神篇》曰, 岐伯이 말하기를, 五臟에는 각기 七神이 간직되었다고 하는데 각기 무엇을 간직했겠는가? 元神과 元氣는 공통이면서 肝은 魂을, 肺는 魄을, 心은 神을, 脾는 意와 智를, 腎은 精과 志를 간직하였다.(岐伯曰 五臟有七神而各有所藏 所藏者何也 人之神 氣也 肝藏魂 肺藏魄

心藏神 脾藏意與智 腎藏精與志。) 역시 본서의 此段과 脾와 腎이 다르다.

《雲笈七籤》과 《太上黃庭內景玉經》에는 肝神의 이름은 龍烟 字는 含明、心神은 丹元 字는 守靈、肺神은 皓華 字는 虛成、腎神은 玄冥 字는 育嬰、脾神은 常在 字는 魂庭이라고 되어있다. 上記二書는 存思를 위해 5장의 기능을 人格神化했다는 면에서 上記他諸書와는 사뭇 다르다.

그리고 《周易》에서는 인간의 五性은 5장기능의 자연스러운 發出로 보아 5장의 5성기능을 정하였다. 즉 肝은 仁、心은 禮、脾는 信、肺는 義、腎은 智이다.

以上의 諸論으로 보면 5장은 생명을 영위하는 기능 외에 성품、주관까지 주관하니 진정한 철학이란 五臟神의 認知없이는 그 존립이 불가능하다고할 수밖에 없다. 이는 四象體質醫學과 그 뿌리를 같이하고 있으니 東西醫學과 諸哲學의 공통기본원리는 결국 精氣神에 뿌리를 둔 五臟神論이 되어야 한다.

8) 혼(魂): 《淮南子 · 說山訓注》에 이르기를, 魂은 사람의 陽神이다. 廣雅 · 釋天》에 이르기를, 물건의 근본을 魂이라고 한다. 정신중의 靈明한 본질이다. 《素問 · 六節藏象論》에 이르기를, 肝은 血의 本鄕이고 魂의 거처이다.

9) 백(魄): 《淮南子 · 說山訓注》에 이르기를, 魄은 사람의 陰神이다. 左氏 · 昭 · 七》에 이르기를, 사람의 생명이 생겨 처음 몸으로 변화할 때를 魄이라고 하고 魄이 생긴 후 그 陽을 魂이라고 한다. 정신중의 혼탁한 본질이다. 《素門 · 六節藏象論》에 이르기를, 肺는 氣의 本鄕이고 魄의 거처이다.

10) 현빈(玄牝): 우주의 만물을 창조하고 생산하는 道의 女性原理및 生殖力.

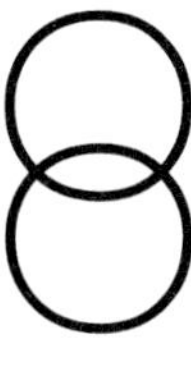

玄牝圖

谷神은 道의 총체적인 변화의 원리를 지칭하였고 玄牝은 谷神중 谷神중의 母性的 生産原理를 가리킨다. 그러나 仙道에서는 成仙의 과정 중 한 단계로 해석하였다. 元•陳 虛白 《規中指南•識爐鼎第三》曰, 대저 玄牝은 희기가 솜 같고 고리가 연결되어 있는 것 같으며 지름이 一寸 二分이면서 一身의 精粹를 감싸고 있다.(夫玄牝 其白如綿 其連如環 縱橫一寸二分 包一身之精粹。)

11) 5기(五氣): 金氣、木氣、水氣、火氣、土氣, 이 다섯 가지의 五行氣를 말한다.

12) 5성(五聲): 角星은 肝에 응하고, 徵聲은 心, 宮聲은 脾, 商聲은 肺, 羽聲은 腎에 응한다. 사람의 목소리가 각기 다른 이유는 5장의 크기、기능、주위 臟器와의 관계가 다르기 때문이다. 그러므로 발성에 따라 招病과 治病하기도 하니 예를 들면, 宮聲은 土聲이므로 지나치게 궁성을 강하게 많이 발음하면 土克水하여 腎에 병이 생기니 자신이 많이 발성하는 이름은 자신의 5장의 기능을 克하지 말고 相生시키는 五聲을 사용해야 한다.

13) 5미(五味): 酸味는 肝에 응하고, 苦味는 心, 甘味는 脾, 辛味는 肺, 鹹味는 腎에 응한다. 사람마다 좋아하는 음식이 각기 다른 이유는 5장의 크기、기능、다른 장기와의 관계가 다르기 때문이다. 그러므로 五味의 섭취에 따라 招病과 治病하기도 하나니, 肝에 實熱이 있는 자가 鹹味를 많이 섭취하면 腎水가 肝木을 生하므로 병증이 악화된다.

14) 6정(六情): 喜、怒、哀、樂、惡. 여기서 愛는 貪着하는 아낄 애字이고 惡은 구별하여 싫어하고 미워한다는 오字이다.

15) 호흡은 고르게~ 없는 듯 할 것이며: 《胎息訣》에 이르기를, 기러기 털을 코에 대도 움직이지 않을 정도가 되게 호흡하라. 호흡법의 口訣은 長、細、均인데 이중 均이 제일 중요하다. “綿綿若存 用之不勤”을 흔히 道의 작용으로 해석하나 호흡의 요령으로 해석하기도 한다.

16) 생명을 잘 기르는 자는~ 당하지 않는다: 無爲하면 피해를 입지 않는다고 풀이할 수 있다. 虛心하면 合道하여 無爲를 하게 된다. 無爲란 計巧하지 않고 直心한 萬行이다.

예를 들면, 전쟁 중에 신발 끈을 조이려고 허리를 굽히니 허리 위로 화살이 날아가고 용변 차 숲으로 들어갔더니 적군이 지나가 목숨을 구하였다.

17) 《장자・양생편(莊子・養生篇》: 莊子는 人名겸 그의 저서명이고 原名은 《養生主第三》이다. 내용은 無爲自然의 생활을 함으로써 화를 부르지 않고 안락하게 天壽를 누리는 것이 진정한 삶임을 천명한 것이다.

成玄英의 《莊子疏》에 의하면 성은 莊 이름은 周, 字는 子休라고 하였다. 현대학자 馬叙倫의 고증에 의하면 莊周의 생몰연대는 B.C 370~300이다. 《史記・莊周列傳》에 의하면 장주는 蒙땅에서 漆園지기의 벼슬을 지냈고 梁惠王과 齊宣王과 동시대의 사람이라고 한다.

장주는 그의 철학의 宗旨로 우주의 주재자 大道와 混然同體가 됨을 나타내었다. 사람이 고통 받고 헛된 삶을 영위하는 원인은 富貴、지식、仁義에 집착하기 때문이며 이러한 것은 大道의 찌꺼기로 일시적 즐거움은 줄지언정 궁극의 행복을 얻는데 至大한 방해만 줄 뿐이라고 하였다. 그의 宗趣는 老子의 無爲自然과 부합하여 노자와 함께 双尊으로 숭상되고 있다.

그의 저서는 內篇 7篇、外篇 15篇、雜篇 11篇, 총 33篇으로 구성되어 있고 이 本은 서기 4C전 西晉의 郭象이 정리하고 注釋한 본인데 이전에는 52편 본이 통용되었다고 한다. 역대 수백 명의 注家중에 저명한 자들은 郭象、成玄英、林希逸、陸西星、焦竑、郭慶蕃、王先謙 등이다.

18) 향수(向秀): 字는 子期, 河南懷(지금의 河南 武陟 西南)人으로 魏晉時代의 철학가、문학가、竹林七賢의 한사람, 일찍이 《莊子》를 注했으나 早失되었는데 현존하는 《郭象注》는 向秀와 공동저작으로 보는 견해도 있다.

19) 계강(嵇康): 字는 叔夜, 譙郡銍(현재 安徽 宿縣 西南)人. 三國時代 魏國의 문학가、竹林七賢중의 한사람, 관직은 中散大夫에 이르렀다. 원문의 注는 《嵇中散集 · 卷四 · 答難養生論》에서 인용하였다.

20) 곽상(郭象): 字는 子玄, 河南 洛陽人. 西晉의 철학가. 老莊을 좋아하여 《莊子注》를 저술하였다.

21) 열자(列子): 戰國時代의 사람, 列御寇이다. 또한 그의 저서명이기도 한데 宗旨는 黃帝와 老子에 두었으며 8篇으로 구성되었다. 체제는 민간고사、우화、전설 등인데 본서는 《天瑞篇》에서 인용하였다.

22) 《혼원묘진경(混元妙眞經)》: 原名은 《老子妙眞經》인데 간략히 《妙眞經》이라고 칭한다. 道敎早期經書인데 저작년도는 南朝의 劉宋末을 넘지 않는 것으로 思料된다.

23) 《황노경현시(黃老經玄示)》: 보통 《玄示經》이라고 부른다. 《抱朴子•內篇•遐覽》에 《玄示經》이란 명칭이 보이니 東晉前의 저술서로 사료되나 현존하지 않는다.

24) 인도(人道)가 베풀어지면: 남녀 간의 성행위를 말한다.

25) 시해(尸解): 본서에서는 幽体離脫을 말한다. 즉 영혼이 百會를 통하여 몸 밖으로 빠져나가 外物을 보고 감촉하는 현상인데 일시에 수 천리를 가기도 했다가 일시에 몸 안으로 들어오는 현상이다. 修行하여 되는 사람도 있고 허약하여 저절로 되는 사람도 있다. 허약자나 非修道人은 유체이탈과정 중에 假死狀態가 되어 체온、혈압、호흡、맥박、심박동이 극히 저하되니 인체에 극히 유해하며 悟道와 무관하므로 正統仙道나 神秘學에서는 금하고 있다.

또 다른 뜻으로는, 白日昇天할 만큼의 仙道를 크게 이루지 못한 경우 죽었다가 육체 그대로 부활하여 天上界나 仙界로 승천하는 道法을 말한다. 예수、달마대사、한국의 崔風憲、인도의 스리 유크테스와르 等이 尸解하여 승천한 地仙들이다.

《寶劍經》曰, 尸解의 방법은 죽은 후 다시 살아나는 것이다. 신체 일부가 없이 棺밖으로 나온 자가 있고 형체는 있는데 뼈가 없는 자도 있다.(尸解之法有死而更生者　有頭斷從一旁出者　有形存而無骨者。) 《登眞隱訣》曰, 尸解할줄 하는 자도 죽을 때, 혹은 창칼、수재、화재로 고통 받아 죽을 때 世人과 다르지 않다. 그는 죽은 후 정신이 깨어나 떠나려 해도 그 몸이 정신을 떠나지 못하게 붙잡고 있는 것이다.(尸解者當死之時　或刀兵水火痛楚之切不異世人也　旣死後其神方得遷逝　形不能去尔。)

26) 하늘을 나는~ 참조개가 되는데: 이 말의 출전은 《禮記•月令》이다. 이르기를, 9월에 참새가 큰 물에 들면 참조개가 되고 10월에 꿩이 큰 물에 들면 큰 조개로 변한다.

27) 엄군평(嚴君平): 성은 嚴 이름은 遵이다. 蜀(지금의 四川)人. 西漢의 隱士. 卜筮에 능하여 成都에서 날마다 百錢을 벌었으나 어느 날 갑자기 폐업하고 《老子指歸》13권을 저술하였는데 지

금은 7권만이 전한다. 《正統道藏》에 《道德眞經指歸》라는 명칭으로 그의 저서가 수록되어 있다.

28) 《대유경(大有經)》: 道敎의 上淸派의 초기경전으로 東晉末 혹은 南北朝初年에 세상에 나온 것으로 사료된다.

《正統道藏》에 《洞眞太上素靈洞元大有妙經》으로 수록되어있는데 본서의 此段이 없는 것으로 보아 完書는 아닌 것 같다.

29) 《도기경(道機經)》: 《抱朴子•內篇•遐覽》에 본서의 명칭이 보이는 것으로 보아 魏晉時代에 널리 유포된 경전으로 보이나 현존하지 않는다.

30) 음양(陰陽)을 거스름: 협의는 남녀 간의 성생활에 절도 없음이고 광의는 起居에 절도 없음이다.

31) 《하도제시맹(河圖帝視萌)》: 東漢時代의 緯書이다. 현존하지는 않으나 日本學者 安居香山이 편집한 《重修緯書集成•卷六》에 본서의 인용문이 보인다.

32) 《낙서보여명(雒書寶予命)》: 東漢時代의 緯書이다. 현존하지는 않으나 日本學者 安居香山이 편집한 《重修緯書集成•卷六》에 본서의 인용문이 보인다. 雒은 洛과 通한다.

33) 예천(醴泉): 口中의 唾液, 津液이다. 그러나 드물게 口중의 上下에 있는 침샘을 의미하기도 한다.

34) 《공자가어(孔子家語)》: 《孔氏家語》, 《家語》. 孔子와 孔門弟子의 思想、言行에 관한 저서이다. 《漢書•藝文志》에 二七卷의 存目이 보이나 지금은 魏國의 王肅이 수집한 十卷만이 전한다. 본서는 《執轡篇》에서 인용하였다.

35) 육식(肉食)을~ 흉포(凶暴)하고: 본서는 물고기、곤충을 제외한 육지짐승、새의 종류를 먹는 것은 육식이라고 하였다. 동물의

뼈、근육、내장、세포에는 그 동물의 본능、성품、체력 등이 내재되어 있으므로 예를 들면, 개를 먹으면 개의 성품을 닮게 되고 닭을 먹으면 닭의 성품을 닮게 된다.

36) 기(氣)를 먹는 자는~ 오래 살고: 우주의 氣는 無始無終한 변화의 원리이며 無所不能의 大神力을 가지고 있다. 그러므로 宇宙元氣를 먹는 자는 宇宙와 同一한 수명과 능력을 갖게 된다.

37) 영구(靈龜): 신령한 거북이. 《本草綱目•卷四五》에서 時珍이 말하기를, 甲蟲 360종중에서 神龜가 으뜸이다. 거북이의 형상은 離卦를 닮았으나 그 神은 坎卦의 性에 있다. 등이 융기되어 무늬가 있음은 하늘을 法하였고 배가 평평한 것은 땅을 法하였다.

《抱朴子》에 이르기를, 나이가 천 살인 靈龜는 온몸이 五色이고 껍질은 옥 같기도 돌 같기도 한데 변화를 측량하기 어렵다. 《張世南質龜論》에 이르기를, 거북이가 늙어서 나이 8백 살이 되면 지극히 신령해진다.

38) 선전(仙傳): 仙道書.

39) 잡식(雜食)하는~ 모여든다: 잡식은 아무런 음식이나 절제하지 않고 먹음이니 暴食、過食、肉食뿐 아니라 자극성 있는 파、마늘、달래、부추、고추、香菜를 먹음도 이에 해당된다. 肉食과 편중된 五味의 菜食은 인체의 氣를 濁하게 하고 어지럽힌다. 肉食의 고영양가적인 유익보다는 酸性化、노폐물축적、콜레스테롤증가적인 有害를 양생학에서는 더 크게 보았다.

40) 적게 먹을수록 마음이 열리게 되어: 과식이 인체에 끼치는 최초의 유해는 배가 불러서 호흡이 가빠진다는 점이다. 복부에 음식이 많이 들어갈수록 호흡을 통해 복부로 들어갈 수 있는 용적이 적어져 바람직한 腹式呼吸을 못하게 되니 산소섭취량이

감소되어 산소를 가장 필요로 하는 뇌의 기능을 저하시킨다. 본서의 마음은 주로 정신작용을 가리킨다.

41) 태사공(太史公) 사마담(司馬談): 西漢의 史學家、夏陽(지금의 陜西 韓城의 南)人. 史籍을 편찬하다가 죽으니 아들 司馬遷이 그 뒤를 이어 《史記》를 완성하였다. 본서는 《史記•太史公自序》에서 인용하였다.

42) 《소유경(少有經)》: 道敎의 초기경전으로 早失되었다.

43) 처사(處士): 隱士.

44) 호소(胡昭): 字는 孔明, 三國時代 魏의 潁川(지금의 河南 禹縣)人이다. 관직에 나가지 않고 養志하며 曹操의 禮聘에도 응하지 않고 陸渾山에 은거하였다. 《三國志•魏書•卷十一》에 그의 행적이 전한다.

45) 《황정경(黃庭經)》: 道敎上淸派의 초기경전. 내용은 인체 臟腑、器官、각 부위에 있는 神을 存思하면 不老不死하여 成仙한다는 이론이다. 大道玉宸君의 說을 扶桑帝君이 晉代의 魏夫人에게 전하니 위부인이 저술하였다. 《黃庭內景經》이 대표이어서 주로 《黃庭內景經》을 《黃庭經》이라고 칭하나 광의로 《黃庭外景經》、《黃庭遁甲緣身經》、《黃庭養神經》、《黃庭五臟六腑眞人玉軸經》을 모두 포함한다. 본서는 《黃庭外景經》에서 인용하였다.

46) 옥지(玉池): 입안.

47) 청수(淸水): 입안의 唾液.

48) 영근(靈根)에게 물을 주라: 神魂을 靈明케 하는 뿌리이니 心臟을 말한다. 心은 神을 藏하면서 火를 生하는데 火가 왕성할수록 마음이 불안정하다. 이 火를 끄는 방법은 입안의 침을 삼키는 것이다.

49) 《노군윤씨내해(老君尹氏內解)》: 《老子內解》. 晉代에 세상에 나왔으나 早佚되었다.

50) 옥장(玉漿): 옥을 녹여 액체화 한 것. 먹으면 不老不死하는 신선이 된다는 설이 있다. 양생학이나 內丹學에서는 口中唾液을 가리킨다. 본서의 此語는 "지극히 몸에 유익한 물"이라는 뜻으로 쓰였다.

51) 정부(精浮): 精微로운 酒漿. 즉 "지극히 몸에 유익한 맛있는 술"이라는 뜻이다.

52) 감로(甘露): 단 이슬. 이슬은 하늘의 眞陰이 水化된 것으로 天下生物을 育成시키는 최상급의 물이다.

53) 만신(萬神): 《黃庭經》에 의하면 五臟에는 각기 五臟神이 居하며 그 기능을 주재하고 六腑、髮、腦、眼、鼻、耳、舌、齒 등에까지 기능을 주관하는 神이 居한다고 하였다. 아마도 신체 각 기능자체를 人格神化하였다고 보아도 무리는 없을 것이다.

54) 《황제중경(黃帝中經)》: 본서는 《至言總•卷二》와 《雲笈七籤•卷三五•至言總養生篇》에서 함께 인용하여 《黃帝中經》이라고 칭하였는데 작자와 成書의 시기는 알 수 없다.

55) 한융원장(韓融元長): 이름은 韓融 字는 元長이다. 東漢의 潁川人이다. 韓韶의 아들. 《後漢書•卷六二•韓韶傳》에 그의 사적이 보인다.

56) 5곡(五穀): 식생활에 중요한 5종의 穀物인 쌀(稻)、조(黍)、보리(麥)、콩(豆)、기장(稷).

57) 양성(養性): 養生의 異名. 養生은 육체적인 생명력을 기른다는 뜻에 비해 본시 養性은 체력을 기르면서 성품까지 기른다는 뜻이나 養生、攝生、頤生、養性은 같은 뜻으로 사용되고 있다.

58) 소중담(邵仲湛): 《雲笈七籤•卷三二》에는 邵仲湛이라고 기재되어 있고 《醫心方•卷二九•養生要集》에는 郜仲堪이라고 하였으니 이름은 仲堪이 확실하다. 그러나 郜仲堪은 東晉 孝武帝 時代人 殷仲堪의 訛傳이다. 柯氏가 影印한 《大觀本草》에 있는 陶弘景의 序文을 보면, 宋太祖의 부친 趙弘殷의 諱를 피하여 殷을 商으로 고쳐 商仲堪이라고 하였는데 이 商이 다시 邵로 와전되었다가 다시 邵가 郜로 잘못 改作되었다.

《晉書•卷八四•本傳》에 이르기를, 殷仲堪은 陳(지금의 河南 淮陽)人인데 年少時에 天師道를 신봉하였고 《殷荊州要方》一卷을 저술하였다.

59) 《황제내경•소문(黃帝內經•素問)》: 《素問》이라고도 한다. 上古時代의 黃帝와 岐伯의 醫學에 대한 문답을 기록한 24권이다. 最古의 醫籍이며 原典이다. 針灸學의 원리를 기록한 《靈樞》와 合編하여 《黃帝內經》 혹은 《內經》이라고 부른다. 《漢書•藝文志》에는 《黃帝內經》의 18篇名이 기록되어 있는데 素問이란 명칭은 없다. 東漢의 張機가 《傷寒論》을 저술하여 《素問》이라는 명칭을 처음 사용하였다. 본서는 《素問•上古天眞論》에서 인용하였다.

60) 기백(岐伯): 黃帝의 신하이며 古代醫學家. 黃帝가 醫理에 대해 기岐伯에게 문의하면 기백이 대답한 대화체로 이루어진 醫書인 《黃帝內經》은 동양의학의 최초의 醫書이자 醫經이다. 이로 인해 岐黃之術、岐黃醫道라는 말이 생겼다.

61) 장수(漿水): 미음、식초、간장 등의 식생활에서 꼭 필요한 副食用飮料水.

62) 진양(眞陽): 부모로부터 禀受한 先天的인 순수한 陽氣. 眞陽은 眞陰과 함께 精、氣、神을 구성하는 근본요소이다.

63) 《서병론(敍病論)》: 張仲景(A.D 2c~3c)의 저서 《傷寒雜病論》의 誤名이다. 본시 《傷寒卒病論》이라고 했는데 卒과 敍는 발음이 비슷하여 訛傳되었다. 이 책은 시대가 흐름에 따라 流散되었는데 後人이 수집하여 정리하여 《傷寒論》과 《金匱要略》을 成卷하였다.

64) 납기법(納氣法): 吐納法. 입으로 濁氣를 吐하고 코로 淸氣를 마시는 방법이다. 주로 治病과 양생에 활용하는데 吐息 때 발성하는 六字訣같은 방식과 無發聲의 방식이 있다. 무발성 방식이 대표적이고 胎息法과 다른 점은 閉息이 없다.

《雲笈七籤•幻眞先生服內元氣訣法•調息法》에 이르기를, 코는 하늘로 통하는 문이고 입은 땅으로 통하는 문이다. 그러므로 코로 공기를 들이쉬고 입으로 吐해야 한다. 잘못행하면 氣가 위로 솟구쳐 병이 생긴다. 그러므로 吐納法을 할 때는 크게 삼가 숨소리가 자신의 귀에 들리지 않게 할 것이며 5、7、9번을 행하여 心身이 평화로워지는 것을 목표로 삼으니 調氣라고 한다. 마친 후에는 입안의 침을 삼켜라. 그리고 밤에는 행하지 말며 입으로 吐함은 불가하다.(鼻爲天門　口爲地戶　則鼻納之 口宜吐之　不得有誤　誤則氣逆　氣逆則生疾　吐納之際　尤宜愼之　亦不使自耳聞　調之或五或七至九　令平和也　是曰調氣　畢則咽之　夜睡則閉之　不可口吐之也。)

65) 태식법(胎息法): 養生法과 仙道의 대표적인 호흡법이다. 胎兒가 母腹中에서 행하는 극히 미세한 臍呼吸으로 수련가들도 이를 본떠 수련하여 先天元氣를 臍下丹田에 蓄氣하는 것이 목적이다.

《抱朴子•釋滯篇》에서 胎息法에 대해 이르기를, 코로 숨을 들이마시어 참고서 마음속으로 수를 일에서 120까지 센 후에 입으로 조금씩 서서히 吐한다. 들이마시는 숨, 내쉬는 숨 모두 소리가 귀에 들리지 않게 한다. 항상 入息은 많고 出息은 적게 하는데 기러기 털을 코와 입 위에 놓아 出息때 기러기 털이 흔들리지 않을 정도가 되어야 한다. 점점 마음속으로 세는 숫자가 많아지게 하여 천을 셀 정도가 되면 노인도 젊은이가 된다. 《胎息銘》曰, 입으로 내쉬는 숨은 오직 가늘어야 하고 코로 들이쉬는 숨은 길고 끊어지지 않아야 한다. 앉거나 누울 때도 그리해야 하고 서있거나 걸을 때도 역시 같다.(吐唯細細 納唯綿綿 坐卧亦尔 行立坦然。)

66) 상약(上藥): 丹藥、仙丹을 주로 지칭한다. 식물성약재、동물성약재 중에서 補陽、補身、補腎 효과가 우수한 약재에 대해서는 中藥이라고 표현하는데 上、中、下藥에 대한 표현은 《神農本草經》에서 유래하였다.

67) 중장통(仲長統): 字는 公理, 東漢의 獻帝時代人으로 저서는 《昌言》이다. 此書는 34篇 十萬餘言으로 《後漢書》에 명칭만 전할 뿐이다. 본서는 《昌言》에서 인용하였다.

68) 5성(五性): 5종의 덕성(德性). 仁、義、禮、智、信.

69) 진기원방(陳紀元方): 이름은 陳紀 字는 元方, 東漢 潁川人이다. 저서는 《陳子》. 그의 사적이 《後漢書•卷六二•陳寔傳》、張華의 《博物志》、葛洪의 《抱朴子•內篇•至理》에 기재되어 있다.

70) 진인(眞人)은~ 꿈을 꾸지 않는다: 꿈은 크게 雜夢과 豫知夢으로 나눈다. 잡몽은 마음에 남아있는 일이 나타난 것이고 예지몽은 마음이 우주원리와 감응하여 꿈에 떠오른 것이다. 得道人은 虛心하여 집착이 없으므로 잡몽이 없고 잠자지 않고 깨어있을 때에 未來事를 집착 없이 알고 있으니 어떠한 꿈도 꾸지 않는 것이다.

71) 《신자(愼子)》: 이름은 愼到. 戰國時代人으로 그의 저술서 명칭이 기도 하다. 《後漢書•藝文志》에는 그의 著錄이 42篇이라고 하고 《崇文總目》에는 37篇이라고 하나 거의 失傳되었고 현재는 《百子全書》에 7篇만이 수록되어있다.

72) 중화(中和):

喜怒哀樂之未發、謂之中、發而皆中節、謂之和。中也者、天下之大本也、和也者、天下之達道也。致中和、天地位焉、萬物育焉。《中庸•朱子章句一章》

喜怒哀樂이 발생하지 않은 것을 中이라 하고 나타나 모두 절도에 맞음을 和라고 한다. 中은 天下의 大本이고 和는 天下의 達道이다. 中과 和에 이르게 하면 天地가 제대로 자리 잡히며 만물이 育成된다.

喜怒哀樂이 未發한 상태인 中은 心이 虛靜하고 正定한 상태이고 나타남이 절도에 맞는 和는 心靜하여 靈明해졌기 때문이다. 즉 心靜의 상태는 元氣가 충실하고 氣血이 通暢되는 상태이니 건강하여 장수할 수 있고 처세에 절도 있을 수 있는 靈明은 祛災招福하게 되니 壽福을 누리게 됨은 당연하다.

73) 선경(仙經): 仙道의 경전.

74) 풍사(風邪): 인체에 질병을 일으키는 환경、기후의 영향인 風、寒、暑、濕、燥、熱이다.

75) 청우도사(青牛道士): 姓은 封 이름은 君達, 隴西人이다. 《漢武帝內傳》에 그의 행적이 기록된 것으로 보아 당시의 사람으로 보인다.

50여 년 동안 黃精을 복용하다가 다시 鳥鼠山에 들어가 水

銀을 제련하여 복용하였다. 100여세에 고향을 방문하였는데 30여세로 보였다고 한다. 언제나 푸른 소를 타고 다니다가 병든 자나 죽어가는 자를 만나면 약으로써 치료하니 모두 나았다. 사람들이 이름을 물어도 답하지 아니하니 그가 푸른 소를 타고 다닌다는 것만 알아 青牛道士라고 불렀다. 그 후 200여년이 지나 玄丘山에 들어가 신선이 되어 昇天하였다. 후에 東漢의 丞相 曹操가 그가 말한 養生訣의 기록을 읽고 실천하여 효험을 얻었다.

青牛道士의 행적은 《博物志•卷五》、《後漢書•方術列傳》、《太平御覽•卷七二十》、《藝文類聚•卷七六》、《太平廣記•卷十四》에 수록되어있다.

76) 황보륭(皇甫隆): 東漢時 南陽(지금의 河南省 濟源縣과 淇縣사이) 人. 葛洪의 《神仙傳》에 의하면 황보륭은 道人 劉京을 師事하여 그로부터 治身秘訣을 전수받아 아침에는 玉泉을 마시고 雲母를 먹어 三尸虫을 제거하여 身輕體健하게 300세가 되게 살았다.

77) 무제(武帝): 魏武帝 曹操이다. 後漢 沛國의 楚人. 字는 孟德. 젊은 시절에 機智와 權術이 있어 20세에 孝廉이 되었고 洛陽北部尉를 제수 받았다. 騎都尉가 되어 黃巾賊을 토벌하였고 義兵을 일으켜 董卓을 쳤으며 袁卲、袁術을 破 하고 스스로 大將軍이 되었다. 丞相에 올랐다가 魏王이 되었으며 스스로를 周文王에 비유하였다. 廟號는 太祖이다.

78) 풍한병(風寒病): 온몸、팔다리가 쑤시고 아프거나 마비되는 증. 즉 신경통、중풍 종류이다.

79) 취결병(聚結病): 복부에 어혈(瘀血)、노폐물、가스 등이 쌓여 배가 나오고 숨이 가쁜 증상.

80) 수(水)와 화(火)이니~ 해가 된다.:

人之百病、皆由水火不交。故以後天、坎離繼之。血屬水、氣屬火、血陰而氣陽也。離中虛、眞陰存焉。坎中滿、眞陽寓焉。陰陽虛實之機、醫道思過半矣。《醫學入門•首卷•後天圖》

사람의 모든 병은 모두가 水와 火가 서로 사귀지 못하기 때문이다.

그러므로 後天圖에서는 坎卦와 離卦로써 先天圖를 이어서 설명하였다. 血은 水에 속하고 氣는 火에 속하니 血은 陰이고 氣는 陽이다. 離卦는 가운데가 비어 眞陰이 존재하고 坎卦는 가운데가 가득 차 眞陽이 깃들어 있다. 그러므로 陰陽과 虛實을 아는 것은 醫道에 관한 생각이 반은 넘은 것이다.

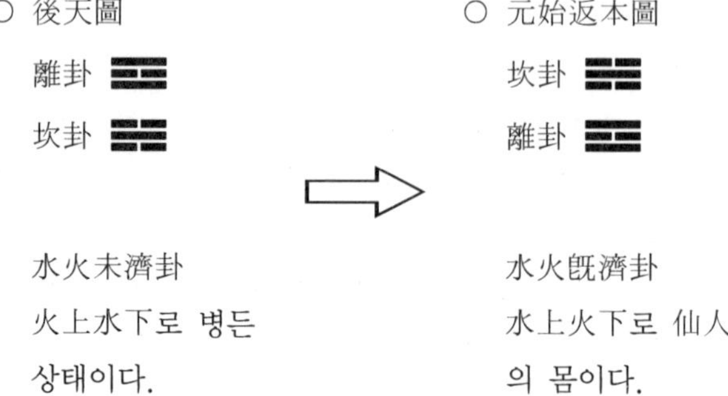

우주의 원리이자 當体인 五行은 森羅萬象에 內在하니 인체도 예외 없이 稟受하여 五行을 함유하고 있다. 인간의 생명을 대표적으로 영위하는 精氣神 다음의 2차적 원리는 五臟

機能이니 5장은 木－肝、火－心、土－脾、金－肺、水－腎으로 稟受한 기능에 따라 五行에 배속된다. 그러나 그 중에서 제일 중요한 것은 心火의 表象인 離卦와 腎水의 表象인 坎卦이다. 왜냐하면 三寶인 神은 心에 간직되어있고 精은 腎에 간직되어있으며 神과 精의 본질을 이루며 관통하여 周流하는 것이 氣이기 때문이다. 그래서 양생학과 선도는 거의 水火만을 다룬다. 無始無終한 大宇宙完全調和의 원리와 상태를 佛敎와 易學에서는 一圓相으로 나타내면서 失天圖라고 칭한다. 그리고 易의 卦象으로 나타내면 坎上離下의 水火旣濟卦(上記의 元始返本圖)인데 小宇宙人間의 병든 몸을 나타내면 離上坎下의 水火未濟卦(上記의 後天圖)이다. 즉 대우주는 水上火下로 완전한데 소우주인간은 반대로 火上水下로 불완전하다. 그러므로 인간이 대우주와 동일한 水上火下의 완전을 회복하기 위해서는 水昇火降을 시켜야 한다. 그렇게 되는 것이 元始返本이고 成佛、成仙이다. 이러한 원리에 입각하여 水昇火降을 추구하는 학문이 동양의학、양생학、선도이다. 인간이 병들고 허약한 원인을, 우주의 구성원리와 운행원리가 바뀌지 않는 한 精氣神이 부족하고 고르지 못함과 水火未濟 외에서 찾을 수는 영원히 없다. 특히 현대인의 多發病인 암、고혈압、당뇨병、중풍 등은 75%이상이 stress로, 이는 心火가 상승되어 극단적인 水火未濟의 상태가 된 것이다.

예수께서 대답하시되, 진실로 진실로 네게 이르노니 사람이 물과 성령(聖靈)으로 태어나지 아니하면 하나님의 나라에 들어갈 수 없느니라. 《요한복음 3:5》

이는 정수리까지 水昇하며 정수리의 元神인 聖靈이 발끝까지 下降하여 전신이 완전건강체가 되어야 완전한 虛靜→虛心하여 知足常樂의 마음이 가난하여 즐거운 가슴속 천국에서 사는 자가 되는 것이다. 다음의 仙訣은 인체 내의 水와 火를 잘 사용하여 不老不死할 수 있는 원리와 방법을 闡明하였다.

此法眞中妙更眞　都緣我獨異于人
自知顚倒由離坎　誰識浮沈定主賓
金鼎欲留朱裡汞　玉池先下水中銀
神功運火非終朝　現出深澤月一輪

이 法은 참 가운데 묘하고 다시 참되니 모두 내가 남과 다르므로 알게 되었다.

뒤집힘이 離卦와 坎卦로부터 緣由되었음을 나는 알고 있으나 어느 누가 뜨고 잠김으로써 주인과 손님이 결정됨을 알까?

금 솥에 朱裡汞을 머물게 하려면 먼저 옥 못에 水中銀을 떨어뜨려야 한다.

神功으로써 불을 옮김은 하루아침에 되는 일이 아니니 깊은 못 속에서 둥근 달이 떠오름과 같기 때문이다.

금 솥은 眞智이고 朱裡汞은 붉은 水銀이니 靈智이라. 옥 못은 眞精이고 水中銀은 眞性이다. 둥근 달은 丹이니 成仙을 의미한다.

81) 음탕(淫蕩)보다 더 큰 죄는 없고: 淫蕩을 흔히 성적으로 문란함으로 생각하나 본시 "넘쳐 지나침„ "放蕩„ "放逸„의 뜻을 지님을 알아야 한다. 성적인 문란은 "婬蕩„이라고 표현한다.

불교의 五戒 Pañca śīāni는 在家男女가 지켜야 할 5종의 制戒로 殺生、偸盜、邪淫、妄語、飮酒이다. 이중 邪淫은 非

梵行을 漢譯한 것으로 "마음대로 행하여 지나쳐 넘침"으로 해석할 수 있다. 즉 常道에서 벗어난 過多는 모두 결과가 고통이니 邪淫에 해당되지 않을 수 없다. 예를 들면 과식、폭식、과다독서、과다T.V시청、게임중독、지나친 자녀사랑、사치、과도한 성행위、과다규제、과다복지、과다세금 등이다.

이 시대의 병인 이념과잉、지나친 利他主義、무조건용서주의도 邪淫이니 이러한 廣義의 사음은 본인에게 誤判을 하게 하고 실천하면 타인에게 당장에는 이익을 주는 것 같으나 결국은 해를 끼친다. 이렇게 邪淫을 행하는 자들은 평등처럼 보이는 불평등, 善行처럼 보이는 惡行을 하여 因果應報의 宇宙哲理를 거스르므로 궁극에는 자신도 화를 입는다.

食誡篇第二 음식을 삼감.

眞人曰、雖常服藥物、而不知養性之術、亦難以長生也。養性之道、不欲飽食便卧、及終日久坐、皆損壽也。人欲小勞、但莫大疲、及强所不能堪勝耳。人食畢、當行步躊躇、有所修爲爲快也。故流水不腐、戶樞不朽蠹、以其勞動數故也。故人不要夜食、食畢、但當行中庭、如數里可佳。飽食卽卧、生百病、不消成積聚也。食欲少而數、不欲頓多難消、常如飽中飢、飢中飽。故養性者、先飢乃食、先渴而飮。恐覺飢乃食、食必多、盛渴乃飮、飮必過。食畢當行、行畢、使人以粉摩腹、數百過、大益也。

진인(眞人)이 말하기를, 비록 항상 복약(服藥)을 한다 해도 양성술(養性術)을 모르면 역시 장생하기 어렵다. 양성(養性)의 도(道)는 배불리 먹음、편히 누워있음、하루 종일 앉아있음, 이 모든 게 수명을 깎는 짓임을 아는 것이다. 사람은 약간의 노고를 해야 하되 지극히 피로해도 안 되고 감당치 못할 힘든 일을 억지로 해서도 안 된다.

사람은 식사를 마치면 의당히 노닐듯 천천히 걸어야 하나 업무가 있으면 빨리 걸어도 된다. 비유하면 흐르는 물은 썩지 않고 문의 축은 좀이 슬지 않으니 이는 빈번하게 움직이기 때문이다.

옛사람들은 밤에 식사를 하지 않았으며 식사 후에는 당연히 마당을 걸었는데 몇 리(數里)만큼 걷는 것을 아름답게 여겼다.[1] 배불리 먹고 즉시 누우면 온갖 병이 생기며[2] 소화되지 못하여 적취(積聚)[3]를 이룬다. 식사는 적게 여러 차례 해야지 한꺼번에 많이 먹으려고 하지 말라. 소화시키기 어렵기 때문이다.

항상 배부른 중에 약간의 배고픔을 느끼고 배고픈 중에 조금의 배부름을 느껴라. 그러므로 양성(養性)하는 자는 배고프기 시작하면 곧바로 식사하고 갈증이 느껴지기 시작하면 즉시 물을 마신다. 참으로 배고플 때 식사함을 두렵게 여겨라. 반드시 과식하기 때문이다. 갈증이 극성할 때 물을 마시면 반드시 많이 마시게 된다. 식사 후에는 의당히 걸어야 하고 걷기를 마친 후에는 배에 분(粉)을 바르며 수백 번 마찰하면 크게 유익하다.

青牛道士言、食不欲過飽、故道士先飢而食也。飲不欲過多、故道士先渴而飲也。食畢行數百步、中益也。暮食畢、行五里許乃卧、令人除病。凡食、先欲得食熱食、次食溫食、次冷食。食熱暖食訖、如無冷食者、卽吃冷水一兩嚥甚妙。若能恒記、卽是養性之要法也。凡食、欲得先微吸取氣、嚥一兩嚥乃食、主無病。

청우도사(青牛道士)가 말하기를, 음식을 배부르게 먹으려 하면 안 된다. 그래서 도사는 배고프기 시작하면 먹는다. 물도 과다히 마시려고 않으므로 갈증이 나려고 할 때 마신다.

식사 후에 수백 보를 걸으면 유익하다. 저녁 식사 후에 5리(五

里)를 걸은 후에 잠자리에 들면 있던 병도 사라진다.[4)]

대저 음식을 먹을 때는 먼저 뜨거운 음식을 먹고 다음에 따뜻한 음식을 먹고 다음에 차가운 음식을 먹어라. 뜨겁거나 따뜻한 음식을 먹은 후에 찬 음식이 없다면 냉수 한냥(一兩)[5)]을 마셔라. 그러면 매우 묘하다. 이는 양생의 중요한 방법이니 가능하면 항상 기억하라.

대저 음식을 먹는 법은 먼저 코로 음식의 기(氣)를 마시고 다음 한 냥을 먹는데 언제나 이렇게 하면 병이 없게 된다.

眞人言、熱食傷骨、冷食傷臟、熱物灼脣、冷物痛齒。食吃跏蹦、長生、飽食勿大語、大飲則血脈閉、大醉則神散。

진인(眞人)이 말하기를, 뜨거운 음식은 뼈(骨)를 상하게 하고 차가운 음식은 장(臟)을 손상시킨다. 뜨거운 음식은 입술을 데우고 찬 음식은 치통(齒痛)이 생기게 한다. 식사 후에 가부좌(跏趺坐)[6)]를 하면 장수한다. 배부르게 먹은 후에는 큰 소리로 말하지 말라.

물을 많이 마시면 혈맥(血脈)이 막히고 크게 술 취하면 정신이 흐트러진다.

春宜食酸、夏宜食苦、秋宜食辛、冬宜食鹹、此皆助五臟、益血氣、辟諸病。食酸鹹甜苦、卽不得過分食。春不食肝、夏不食心、秋不食肺、冬不食腎、四季不食脾。能如不食、此五臟尤順天理。

봄에는 신맛을 먹음이 당연하고 여름에는 쓴맛을 먹음이 마땅하고 가을에는 의당히 매운맛을 먹어야 하고 겨울에는 짠맛을 먹음이 당연하나니 이는 모두 5장(五臟)을 도와 혈기(血氣)를 더하여 온갖 병을 물리치는 방법이다. 신맛、짠맛、단맛、쓴맛은 먹더라도 그 분량이 지나쳐서는 안 된다.

봄에는 동물의 간(肝)을 먹지 말고 여름에는 심장(心臟)을 먹지 말며 가을에는 폐(肺)를 먹지 말고 겨울에는 신장(腎臟)을 먹지 말며 사계절 모두 비장(脾臟)을 먹지 말라. 이와 같이 동물의 5장을 먹지 않으면 천리(天理)를 크게 따르게 된다.[7)]

燕不可食、入水爲蛟蛇、所呑亦不宜殺之。飽食訖卽卧、成病背疼。飲酒不欲多、多卽吐、吐不佳。醉卧不可當風、亦不可用扇、皆損人。白蜜勿合李子同食、傷五内。醉不可强食、令人發癰疽、生瘡。醉飽交接、小者令人面皯、咳嗽、不幸傷絶藏脈、損命。凡食、欲得恒溫暖、宜入易銷、勝於習冷。凡食、皆熱勝於生、少勝於多。

제비[8)]를 먹지 말라. 제비는 물속에 들어가 교룡(蛟龍)[9)]의 벗이 되므로 먹는 것뿐만 아니라 죽이는 것도 의당히 불가하다.

배부르게 먹은 직후에 누우면 병을 이루며 등에 동통(疼痛)이 생긴다. 음주는 많이 하려고 말라. 술을 많이 마시면 토하게 되고 토하면 몸에 좋지 않다. 술 취해 누웠을 때 바람을 맞으면 안 된다. 부채도 사용해서는 안 되나니 사람에게 해롭기 때문이다. 술 취했을 때 억지로 음식을 먹으면 안 된다. 옹저(癰疽)[10]、창증(瘡症)[11]이 생기기 때문이다. 흰 꿀[12]을 자두[13]와 함께 먹지 말라. 5장(五臟)이 상하기 때문이다.

술에 취했거나 배부를 때 성교하면 적게 손상을 입는 자는 얼굴에 기미가 끼고 해수증(咳嗽症)이 생기나 심한 자는 불행히도 5장과 경맥(經脈)이 손상되어 끊어져 죽을 수도 있다.[14]

대저 식사는 항상 온난한 음식으로 하라. 몸에 들어가면 소화되기 쉽고 차가운 음식을 먹는 습관을 극복할 수 있다. 무릇 음식물은 익힌 것이 날것보다 나으며[15] 소량이 다량보다 낫다.[16]

飽食走馬成心癡、飲水勿忽咽之、成氣病及水癖。人食酪、勿食酢、變爲血痰及尿血。食熱食汗出、勿洗面、令人失顔色、面如蟲行。食熱食訖、勿以醋漿漱口、令人口臭及血齒。馬汗息及馬毛入食中、亦能害人。雞、兎、犬肉、不可合食。爛茆屋上水滴浸者、脯名曰鬱脯、食之損人。久飢不得飽食、飽食成癖病。飽食夜卧失覆、多霍亂死。

배불리 먹고 말을 타고 달리면 어리석게 된다. 물을 마실 때 갑자기 삼키지 말라. 기병(氣病)[17]이나 수벽(水癖)[18]을 이룬다. 사람이 요구르트[19]를 먹으면 좋으나 식초[20]를 먹어서는 안 된다. 변하여 혈담(血痰)[21]과 요혈(尿血)을 이루기 때문이다.

뜨거운 음식을 먹으면서 땀을 흘린 후에 얼굴을 씻지 말라. 얼굴빛을 잃게 되거나 얼굴에 벌레들이 기어 다니는 느낌을 갖게 된다.

뜨거운 음식을 먹고 난 후 식초로 입을 헹구지 말라. 입 냄새가 생기거나 잇몸에서 피가 흐르게 된다.

말의 땀, 콧물, 털이 들어간 음식을 먹으면 인체에 해롭다. 닭, 토끼, 개의 고기를 함께 먹어서는 안 된다. 초가지붕의 짚, 갈대 등의 썩은 물이 육포(肉脯)에 떨어져 스며든 것을 울포(鬱脯)라고 하는데 울포를 먹으면 몸에 해가 된다.

오랫동안 굶주렸다가 배부르게 먹지 말라. 벽질(癖疾)[22]을 이룬다. 밤에 배부르게 먹고 잠자리에 들어 이불을 덮지 않으면 곽란(霍亂)[23]이 자주 생겨 죽기도 한다.

時病新差、勿食生魚、成痢不止。食生魚、勿食乳酪、變成蟲。食兎肉、勿食乾薑、成霍亂。人食肉、不用取上頭最肥者、必衆人先目之、食者變成結氣、及疰癘、食皆然。空腹勿食生菓、令人膈上熱、骨蒸、作癰癤。銅器蓋食、汗出落食中、食之發瘡肉疽。觸寒未解、食熱食亦作刺風。飮酒熱未解、勿以冷水洗面、令人面發瘡。

감기 나은 직후에는 날물고기를 먹지 말라. 이질(痢疾)[24]이 생겨 그치지 않는다. 날 물고기를 먹을 때 우유, 요구르트를 함께 먹지 말라. 체내에서 변하여 벌레가 된다.[25] 토끼고기를 먹을 때 건강(乾薑)[26]을 먹지 말라. 곽란(霍亂)을 이루기 때문이다.

육류를 먹을 때 그 중에서 제일 농밀(濃密)한 부분은 먹지 말라. 여러 사람이 모두 그 부분을 먹고 싶어 바라보고 있기 때문이며 또한 먹으면 기(氣)가 맺히거나 주려(疰癘)[27]를 이루기 때문이니 언제나 그리해라.

뱃속이 비었을 때 생과일을 먹지 말라. 횡격막(橫隔膜)위에 열이 생기거나 골증(骨蒸)[28]、옹절(癰癤)[29]이 생긴다.

구리그릇에 음식을 담으면 반드시 뚜껑을 덮으라. 땀방울이 구리그릇안의 음식에 떨어져 그 음식을 먹으면 창증(瘡症)、육저(肉疽)[30]가 생긴다.

몸에 한기(寒氣)가 침입해 풀어지지 못했을 때 뜨거운 음식을 먹으면 자풍(刺風)[31]이 생긴다.

음주하여 열이 풀어지지 않았을 때는 찬 물에 얼굴을 씻지 말라. 얼굴에 창증(瘡症)이 생긴다.

> 飽食勿沐髮、沐髮令人作頭風。蕎麥和猪肉食、不過三頓、成熱風。乾脯勿置秫米瓮中、食之閉氣。乾脯火燒不動、出火始動、擘之筋縷相交者、食之患人或殺人。羊胛中有肉如珠子者、名羊懸筋、食之患癲癇。諸濕食不見形影者、食之成疰、腹脹。暴疾後不用飲酒、膈上變熱。新病差、不用食生棗、羊肉、生菜、損顔色、終身不復、多致死、膈上熱蒸。

배불리 먹은 후에는 머리를 감지 말라. 두풍(頭風)[32]이 생긴다. 메밀[33]과 돼지고기[34]를 함께 먹지 말라. 3차례도 못 먹었는데도 열풍증(熱風症)[35]이 생긴다. 마른 육포(肉脯)를 항아리 안에 있는 차조[36]의 가운데에 놓지 말라. 먹으면 기(氣)가 막힌다. 마른 육포를 불에 구울 때는 전혀 움직이지 않다가 굽기를 그치자 살이 꼬이면서 갈라지는 것은 먹지 말라. 먹는 자는 병이 나거나 죽는다.

양의 어깨 중에 뭉쳐 구슬 같은 것이 있는데 명칭은 "양의 돌출된 근육(羊懸筋)"이다. 먹으면 전간증(癲癎症)[37]이 생긴다.

국물이 매우 진하여 수면에 사물이 비치지 않는 것을 먹으면 주려(疰癘)、복창증(腹脹症)[38]이 생긴다. 갑자기 생긴 질병 후에는 술 마시지 말라. 횡격막(橫隔膜)위에서 열(熱)로 변한다.

감기가 낫자마자 날 대추[39]、양고기[40]、생채(生菜)를 먹지 말라. 얼굴빛이 손상되어 종신토록 회복하지 못하거나 횡격막위에 열증병(熱蒸病)[41]이 생겨 죽게 되는 예가 허다하다.

凡食熱脂餠物、不用飮冷醋、漿水、善失聲若咽。生忽白合蜜食、害人、切忌。乾脯得水自動、殺人。曝肉作脯、不肯燥勿食。羊肝勿合椒食、傷人心。胡苽合羊肉食之、發熱。多酒食肉、名曰癡脂憂狂、無恒食。良藥、五穀充悅者、名曰中士、猶慮疾苦。食氣保精存神、名曰上士、與天同年。

대저 뜨거운 육류나 기름진 떡을 먹은 후에는 차가운 식초나 장수(漿水)를 먹지 말라. 목이 쉬거나 인후통(咽喉痛)이 생긴다. 날 파뿌리[42]와 꿀을 함께 먹지 말라. 극히 유해하니 절대적으로 금해야 한다. 마른 육포를 물에 넣어 저절로 움직이면 먹지 말라. 먹은 자는 죽는다. 살코기를 햇볕에 말려 육포를 만들려했는데도 건조되지 않는 것은 먹지 말라. 양간(羊肝)[43]을 후추[44]와 함께 먹지 말

라. 심장이 손상된다. 오이[45]를 양고기와 함께 먹지 말라. 발열(發熱)하게 된다.

술[46]과 육류[47]를 즐겨 자주 먹는 자를 "멍청하고 뚱뚱한 투정꾼 미치광이(癡脂憂狂)" 이라고 부르니 항상 먹지는 말라. 좋은 약과 5곡(五穀)을 먹어 건강하고 명랑한 자를 중등(中等)의 선비라고 칭한다. 질병과 고통에 대해 근심하고 깊게 생각하여 식기(食氣)[48]、보정(保精)[49]、존신(存神)[50]하는 자를 이름 하여 상등(上等)의 선비라고 한다. 상등의 선비는 하늘과 더불어 동등한 수명을 누린다.

【註 解】

1) 옛 사람들은~ 아름답게 여겼다: 하루 중에서 복부비만이 되기 쉬운 시간은 저녁식사 후 2시간이다. 복부비만이란 체내에 노폐물이 축적된 상태로, 동양의학에서는 癥瘕、積聚、脹滿、五疸 등의 여러 병명이 있다. 이러한 병증은 萬病의 뿌리이다. 그러므로 저녁식사 후에는 필수적으로 1시간은 걸어야 한다. 본서의 몇 리(數里)는 1200m~ 2000m로 보면 된다. 표준도량형기준에 의하면 一里를 4km라고 정하나 옛 사람들은 十里를 4km로 알고 있었다.

   만약 걷지 않으려면 식후에 소파에 반쯤 눕듯이 앉는 행위는 절대적으로 금하니 서있든지 기대지 않고 앉아야 한다. 그런 의미에서 보면 아파트거주자의 겨울밤 식사 후는 참으로 건강을 잃기에 딱 맞은 위험한 시간이라 아니할 수 없다.

2) 배불리 먹고 즉시 누우면 온갖 병이 생기며: 옛말에 "밥 먹고 바로 누우면 소가 된다."라는 말이 있다. 이 금언은 식후 눕는 것을 경계한 말로 참으로 깊은 뜻이 들어있다. 역자는 수십 년간

난치병을 완치시킨 사례가 상당수 있다. 그 방법은 예외 없이 환자의 뱃속에 수십 년 들어있던 노폐물을 제거한 것이다. 음식이 노폐물로 남아있던 것이니 이러한 환자 대부분은 식후에 벽에 잘 기대어 앉거나 잘 눕는 습관을 가진 사람들이었다.

3) 적취(積聚): 五積六聚의 줄임말. 《濟生方》에 이르기를, 積은 五臟의 陰氣에서 생기고 聚는 六腑의 陽氣에서 생긴다. 陰陽이 不和하고 臟腑가 허약하여 風邪가 장부를 공격하면 積도 되고 聚도 된다. 또한 憂、思、喜、怒가 지나치거나 과로하여도 5장이 손상되고 四時의 養生을 어겨도 不調和된 氣가 오장에 머물러 맺혀 五積이 된다. 肝積은 肥氣、心積은 伏梁、脾積은 痞氣、肺積은 息賁、腎積은 賁豚이다.

五積은 脈狀이 沈伏하고 복부에 發生하여 痛症에 一定處가 있다. 《內經》에 이르기를, 積聚、癥瘕、痞滿은 모두 太陰濕土의 氣로써 이루어진다. 考說하면, 外感、內傷으로 인하여 氣鬱된 것을 의사가 잘못 補하여 머무르게 하면 積이 된다.

현대인의 복부비만은 積聚와 癥瘕에 해당된다고 볼 수 있으며 외형상 정상、無病인 경우도 적취、징가에서 결코 예외일 수 없다. 이유는, 정상인 누구라도 적취、징가의 치료제를 복용하면 어느 기능이든 좋아지기 때문이다. 이는 우리가 어떤 사람을 상대해 보지 않고 得道한 道人이 아니라고 말하여도 99.99%는 맞는 이치와도 같다.

이러한 원리에 의거하여 현대인의 모든 성인병、난치병은 병명을 不問하고 징가、적취의 치료제를 투여해도 최소 70%이상의 효력은 있다. 어느 秘方書에 이르기를, 扁鵲은 모든 병의 원인이 積聚、癥瘕라고 말하였다.

4) 저녁식사 후에~ 병도 사라진다: 저녁식사 후에 2000m정도 걸으면 소화됨은 물론 上氣되었던 火氣가 발끝까지 하강하므로 잠도

잘 온다. 밤에 깊은 잠을 못 자는 이유는 머리의 火氣가 하강되지 못했기 때문이고 이는 걷지 않았기 때문이다.

기차、버스를 타면 10에 9명은 잠자고 있다. 밤새워 일했다기보다 아마도 水昇火降이 되지 못해 숙면을 못했기 때문이라고 보는 편이 맞다. 이러한 未病의 상태는 현대인의 특징이니 현대인은 인류역사 이래 가장 걷기운동이 필요한 사람들이다.

5) 한냥(一兩): 37.5g

6) 가부좌(跏趺坐):

① 結跏趺坐: 앉는 방법으로, 오른 다리를 구부려 오른 발목을 왼 대퇴부에 올려놓아 발바닥이 하늘을 향하게 한 후 왼다리를 구부려 왼 발목을 오른 대퇴부에 올려놓아 발바닥이 하늘을 향하게 한다. 正式이다.

② 半跏趺坐: 앉는 방법으로, 오른 다리를 구부려 왼 대퇴부에 올려놓아 발바닥이 하늘을 향하게 하고 왼다리는 처음부터 구부린 채 오른 대퇴부 뒷면의 아래에 깔리게 한다.

①、② 모두 발을 바꾸어 행해도 된다.

가부좌를 하여 氣血이 복부에 몰리는 효과는 걷는 것보다 강하다. 근골격구조상 허리와 복부에 힘이 더 들어가므로 氣血이 소화기관에 집중되는 것이다.

7) 봄에는 동물의~ 크게 따르게 된다: 봄은 木運月로 天氣에 응하는 臟은 肝이며 1、2、3月이다. 여름은 火運月로 心이며 4、5、6月이다. 가을은 金運月로 7、8、9月이고 肺이며 겨울은 水運月로 10、11、12月이고 腎인데 4계절에는 土運日이 18日씩 들어있다. 土運日은 天干이 戊와 己인 날인데 10일마다 연이어 이틀씩 있으니 매달 6일씩 있게 된다. 土運日에 응하는 장기는 脾이니 본서의 4계절 모두 脾를 먹지 말라는 말은 정확치 않다. 즉 戊日과 己日에 먹지 않아야 옳다.

8) 제비: 燕. 氣味는 酸平하고 有毒하다. 《本草綱目》에는 陶弘景의 말을 인용하여 먹지 말라고 하였고 著者 李時珍도 엄금하였으나 主治는 出痔蟲、瘡蟲이라 하였다.

9) 교룡(蛟龍): 이무기.

10) 옹저(癰疽): 癰疾은 俗名이다. 증상은 피부에 瘡이 생겨 그 자리가 견고한데 이는 뿌리가 깊다는 뜻이다. 대소변이 不利하고 음식량은 줄고 寒熱이 교대로 있으며 筋骨痛하여 걷기가 힘들고 심하면 中風이 오기도 한다. 원인은 七情이 안으로 뭉쳐 氣血의 운행을 막고 思慮가 많아 정신이 손상되고 기름진 음식을 먹어 臟腑를 熏蒸하고 성생활이 지나쳐 氣血과 精이 소모되었기 때문이다. 《靈樞·癰疽篇》에 이르기를, 營衛가 經脈중에 매어 머무르게 되면 혈액이 불통되어 뭉쳐 열이 발생한다. 열이 왕성하면 살이 썩게 되고 膿까지 흐르게 된다. 醫書에 이르기를, 부귀하고 비만한 자에게 많은 병이라 하였으니 현대인에게 흔한 비만、성인성 질환 등은 모두 癰疽에 뿌리를 두고 있다고 해도 과언은 아니다.

11) 창증(瘡症): 惡性瘡症. 瘡症의 정식명칭은 瘡瘍이고 癰疽의 일종이다. 세간에서 흔히 瘡이라고 한다. 피부의 일부가 腫起하여 중증이 되면 化膿하여 갈라지고 터져 고름이 흐른다. 《素問·至眞要大論》에 의하면 모든 痛瘍瘡은 心에 속하고 모든 濕腫滿은 脾에 속한다. 心은 血을 主하고 脾는 肉을 主하므로 血熱하면 肉濕하여 濕熱이 相合하여 肌膚가 潰爛되는 것이다.

12) 흰 꿀: 蜂蜜. 氣味는 甘하고 平하며 無毒하다. 主治는 心腹邪氣、諸驚癎疾、安五臟諸不足、益氣補中、止痛解毒、除衆病、和百藥、久服强志輕身、不飢不老、延年神仙、養脾氣、除心煩、飮食不下、止腸澼.

13) 자두: 氣味는 大寒하고 無毒하다. 主治는 消渴、逆奔豚氣、瘡이 다. 다린 물로 양치질을 하면 齒痛을 다스리고 다린 물을 마시면 赤白痢를 다스린다. 불에 구워 누렇게 된 후 끓여서 마시면 女人의 급성赤白帶下에 효험이 있다. 또한 小兒暴熱과 丹毒을 푼다.

14) 술에 취했거나~ 죽을 수도 있다: 술에 취한 상태는 정신과 氣血이 극히 혼란한 상태이니 정상적인 성행위를 수행할 수 없고 손상 받을 위험성도 크다. 배부를 때는 전신의 氣血이 胃에 몰려있어 성기에 충분한 양의 氣血을 보낼 수 없으며 배불러 숨이 가쁘므로 마음이 안정되지 못해 성행위로 인해 손상 받게 된다.

○ 해수증(咳嗽症): 숨이 가쁘면서 기침을 하는 증상. 급성인 경우는 風邪가 肺에 침했기 때문이나 만성인 경우는 五臟의 병변이 원인이다. 그리하여 肺咳、心咳、脾咳、肝咳、腎咳로 구별한다.

15) 무릇 음식물은~ 나으며: 익힌 음식이 날것 보다 나은 이유는 병균을 죽여 질병을 예방할 수 있고 맛이 좋고 소화가 잘 된다. 그러나 날것에 비해 익히는 과정에서 영양소가 파괴 되고 생명력이 소멸되는 단점도 무시할 수 없다. 생수를 끓이면 산소가 없어져 그 물에 물고기를 넣으면 죽지만 생수는 물고기가 살 수 있으니 무조건 익힌 것만을 섭취하면 질병예방은 되나 최상의 건강을 얻을 수는 없다.

16) 소량이 다량 보다 낫다: 세계장수촌의 노인들、기타지역의 장수노인들의 식단은 채식위주의 소량이다. 현대의학의 인체노화의 원리는 自家中毒、酸性化이다. 그리고 그 원인은 과식과 육식에 있음이 定說이 된지도 50년이 되었다.

17) 기병(氣病): 上焦部의 氣가 울체되어 막힌 느낌이나 답답한 느낌이

들며 숨이 가쁘고 간혹 두통、眩暈、發熱이 생기기도 한다. 음식물과는 무관하다.

18) 수벽(水癖): 체내 上、中、下焦部의 일부에 水飮이 정체되어서 생기는 질환. 어느 부위에 정체되었느냐에 따라 증상이 다르나 대개 脹滿、喘息을 나타내며 두통、소화 장애、대소변이상 등이 수반된다.

19) 요구르트: 醍醐. 《本草綱目》에 이르기를, 乳가 변하여 酪이 되고 酪이 변하여 酥가 되고 酥를 변화시켜 여과하여 추출한 것이 醍醐이다. 즉 酥一石을 끓이면서 저어 煉化한 뒤 저장하면 밑바닥의 구멍으로 黃白色津液이 3~4升정도 나온다. 氣味는 甘하고 冷利하며 無毒하다. 主治는 風邪痺氣、通潤骨髓、添精補髓、益中塡骨、久服延年、功은 酥보다 우수하다.

20) 식초: 醋、酢. 氣味는 酸苦하고 濕하며 無毒하다. 主治는 消癰腫、散水氣、殺邪毒、産後血運、除癥塊堅積、消食、殺惡毒、破結氣、心中酸水痰飮、下氣除煩。

21) 혈담(血痰): 痰은 대개 中、上焦部의 臟腑內 혹은 장부사이、흉격사이、경락사이 등에 끼어있으면서 이동하는 액체인데 肺의 병변이 원인이다. 흔히 말하는 가래가 바로 痰이니 이는 가래에 피가 섞인 것이다.

22) 벽질(癖疾): 드물게 보는 난치성 질환.

23) 곽란(癨亂): 곽란은 본시 胃病에 속한다. 찬 음식、飮水、水毒에 손상되거나 濕氣에 感해서 발병한다. 冷熱이 不調하고 水火가 相干하며 陰陽이 相搏하여져서 轉筋、攣痛、經絡亂行、暴作吐瀉한다.

24) 이질(痢疾): 大便中에 끈끈한 물질이 있으면서 시원치 않은 증상. 《素問·太陰陽明篇》에 이르기를, 음식이 不節하고 起居不時

하면 陰을 받게 되어 陰이 五臟에 들어가 䐜滿閉塞하여 飱泄이 되고 오래되면 腸澼이 된다. 按考하면, 이런 과정 중에 나타나는 大便形色으로 붙여진 이름이다. 赤白痢가 제일 많다.

25) 날 물고기를 먹을 때~ 벌레가 된다: 우유、요구르트、버터、치즈 등은 발효되기 쉬우면서 乳脂肪이 있어 세균이 이를 먹이와 宿主로 삼아 배양될 수 있기 때문이다.

○ 우유: 牛乳. 氣味는 甘하고 微寒하며 無毒하다. 主治는 補虛羸、止渴、養心肺、解熱毒、潤皮膚、冷補下熱氣。 마늘과 함께 다려서 먹으면 冷氣로 인한 痃癖을 다스린다. 熱風人은 의당히 먹어야 한다.

26) 건강(乾薑): 氣味는 辛하고 溫하며 無毒하다. 主治는 胸滿欬逆上氣、溫中止血出汗、逐風濕痺、腸澼下痢、寒冷腹痛、中惡霍亂脹滿、風邪諸毒、皮膚間結氣.

27) 주려(疰癘): 음식물에 의한 급성전염병、콜레라、발진티푸스、파라티푸스 등을 말한다.

28) 골증(骨蒸): 火熱로 인하여 뼛속이 쑤시고 아픈 증.

29) 옹절(癰癤): 癰疽의 異名.

30) 육저(肉疽): 癰癤의 일종으로 癤마다 크기가 크고 융기되어있는 상태.

31) 자풍(刺風): 온몸의 肌肉이 칼로 찌르듯 아픈 증.

32) 두풍(頭風): 頭部內에 있는 風邪로 인한 병증. 두통、眩暈、眼昏、口乾、안면마비、手足痲痺、語澁 등이 나타나기도 한다.

33) 메밀: 蕎麥. 氣味는 甘하고 平寒하며 無毒하다. 主治는 實腸胃、益氣力、續精神、五臟의 노폐물을 제거 시킨다. 밥으로 하여 먹으면 丹石毒을 풀므로 매우 좋다. 降氣寬腸、磨積

滯、消熱腫風痛、除白濁.

34) 돼지고기: 豬、豚、豖. 氣味는 苦微寒하고 小毒하다. 主治는 療狂病久不愈、壓丹石. 熱毒을 푸니 熱있는 비만자는 의당히 먹으라. 腎氣虛弱을 保하고 水銀中毒에서 오는 風疾과 흙구덩이 속에 들어가 惡氣에 중독된 증을 다스린다.

35) 열풍증(熱風症): 발열성 중풍.

36) 차조: 秫、黏栗. 氣味는 甘하고 微寒하며 무독하다. 主治는 寒熱、筋骨攣急、瘡疥毒熱、漆瘡、肺瘧及陽盛陰虛、夜不得眠。 개에 물린 상처、동상에 입으로 깨물어 붙인다. 생 차조를 짓찧어 계란 흰자위에 버무려 毒腫에 붙인다.

37) 전간증(癲癇症): 狂症. 心病에 속하므로 實者에 많다. 妄言妄起不避親疏 棄衣而登高하고 癎은 五臟의 兼病이므로 虛者에 많다. 精神昏迷、沈黙不語、悲哭怯悸가 허약한 게 발병한 자의 특징이다.

38) 복창증(腹脹症): 배가 더부룩하여 숨이 가쁜 증상.

39) 날 대추: 生棗. 氣味는 甘辛하고 熱이 있으며 無毒하다. 多食하면 寒熱症이 생긴다. 마르고 허약한 자는 먹지 말라.

40) 양고기: 羊肉. 氣味는 苦甘하고 大熱하며 無毒하다. 主治는 頭腦大風汗出、산모가 유방안에 乳汁이 남아서 생긴 질병、虛勞寒冷。補中益氣、安心止驚、治風眩瘦病、小兒驚癎、産母에 유익하다.

41) 열증병(熱蒸病): 발열하여 열이 위로 치솟아 올라와 頭痛、顏赤、口乾、眼痛、耳鳴、不眠、眩暈의 증상이 생긴 병.

42) 날 파뿌리: 葱莖白. 氣味는 辛하고 平하다. 葉은 溫한데 根과 鬚의 汁은 무독하다. 主治는 다려서 먹으면 傷寒의 寒熱을 다

스리고 中風으로 인한 面目浮腫을 다스리며 出汗케 한다. 傷寒骨肉碎痛、喉痺不通을 다스리며 安胎、益目睛하고 肝中邪氣를 제거한다.

43) 양간(羊肝): 氣味는 苦寒하며 무독하다. 主治는 補肝、治肝風虛熱、目赤暗通、熱病後失明。 切片水浸하여 蠱毒에 붙이면 해소된다.

44) 후추: 胡椒. 氣味는 辛하고 大溫하며 無毒하다. 主治는 下氣溫中去痰、除臟腑中風冷、去胃口虛冷氣、宿食不消、霍亂氣逆、心腹卒痛、冷氣上衝、調五臟、壯腎氣、治冷痢、殺一切魚肉毒.

45) 오이: 黃瓜、胡瓜. 氣味는 甘하고 寒하며 小毒하다. 主治는 淸熱解渴、利水道. 四肢浮腫에는 오이 한 개와 蓮子20개를 식초에 끓여서 먹는다.

46) 술: 酒、米酒. 氣味는 苦甘辛하고 大熱하며 有毒하다. 主治는 藥勢를 通行케 하고 百邪惡毒氣를 죽이며 血脈을 通하고 腸胃를 厚하게 하고 피부를 潤케 하며 濕氣를 흩고 근심을 해소하여 뜻을 暢케 하고 脾氣를 養하며 肝扶하고 丹石으로 인한 諸病을 고친다.

47) 멍청하고 뚱뚱한 투정꾼 미치광이(癡脂憂狂): 얼굴의 氣色이 혼탁하며 눈빛이 흐리다는 것을 추가해야 맞다.
역자는 수십 년 동안 이러한 자들을 수십 명 보고 겪으며 몇 가지 공통점을 발견하였다. 거의 빈곤、결손가정출신이고 어려서부터 공부하기를 싫어하며 불성실하고 어리석고 무능하여 사회적으로 성공한 자가 全無하였다. 조직생활도 적응하지 못해 말단 노무직을 몇 년 하다가 쫓겨나 일용직노무자、실업자로 지내며 살아간다. 유일한 즐거움은 친구와 술 마시는 것이고 여자에는 관심도 없는 早漏症患者들이다. 조루증은 성기와 체력에 원인이 있지 않고 뇌중추신경이 불완전하기 때문에 있는 증상으로 감안할 때 어리석어 是와 非를 구분 못하고 떼씀과 유관하다. 이들은 거의 선천적으로 혼탁한 氣質이니 혼탁한 기질로 이루어진 술、육류를 좋아한다. 이러한 자들은 魚類보다 육지동물이 더 혼탁하므로 소、돼지、닭、개를 즐겨먹는다. 同氣相應의 원리에 따라 濁氣는 濁氣를 부르는 것이다. 탁기이므로 정신도 혼탁하여 종교、철학、문학、예술、독서、가정에는 관심도 없이 醉生夢死하니 40、50대에 간경화、고혈압、당뇨、암으로 이승을 하직한다. 이러한 자들이 바른 삶을 사는 길은 첫째 술、육류를 끊어 淸氣、淸神이 되는 길 외에는 없다.

48) 식기(食氣): 호흡 수련에 의하여 濁氣를 내보내고 淸氣를 마셔 축적함.

49) 보정(保精): 精氣와 精液을 함부로 耗損시키지 않고 보존함.

50) 존신(存神): 嗇神、養神. 스스로 만족하며 그침을 알아 정신을 아껴 탐내거나 근심하지 않으며 深思熟考、과도한 독서나 T.V 시청、게임 등을 삼감.

雜誡忌禳害祈善篇第三

여러 가지 삼가고 피할 것과 해침을 물리치고 길(吉)을 부르는 기도법

久視傷血、久卧傷氣、久立傷骨、久行傷筋、久坐傷肉。凡遠思强記傷人、憂恚悲哀傷人、喜樂過差傷人、忿怒不解傷人、汲汲所願傷人、戚戚所患傷人、寒熱失節傷人、陰陽不交傷人。凡交、須依導引諸術。若能避衆傷之事、而復曉陰陽之術、則是不死之道。

오래 보면 혈(血)이 상하고 오래 누워있으면 골(骨)이 상하고 오래 걸으면 근(筋)이 상하며 오래 앉아있으면 육(肉)이 상한다.

대저 깊고 먼 데까지 생각하고 억지로 기억하려고 하면 몸에 해롭다. 근심、분노、비애는 사람을 손상시키고 기쁨과 즐거움도 과도하면 몸에 해롭다. 분노가 풀리지 않으면 몸이 손상되고 소원이루기를 애타게 쉼 없이 구해도 몸이 상하며 우환에 대해 끊임없이 걱정해도 몸이 상하고 추위와 더위를 적절히 피하지 못해도 몸이 상하고 남녀가 성교를 지나치게 억제해도 몸이 상한다.

무릇 성교의 전후에 반드시 각종 도인술(導引術)을 행하라. 만약 심신(心身)의 온갖 손상을 피할 목적으로 방중술(房中術)의 원리에 밝아졌어도 그것은 바로 불사(不死)의 도(道)를 터득한 것이다.

大樂氣飛颺、大愁氣不通、用精令人氣力乏、多視令人目盲、多睡令人心煩、貪美食令人泄痢。俗人但知貪於五味、不知元氣可飮。聖人知五味之生病、故不貪、知元氣可服、故閉口不言、精氣自應也。唾不嚥則海不潤、海不潤則津液乏、是知服元氣、飮醴泉、乃延年之本也。沐浴無常不吉、夫婦同沐浴不吉、新沐浴及醉飽、遠行歸還大疲倦、並不可行房室之事、生病、切愼之。

크게 기뻐하면 기(氣)가 흩날리게 되고 크게 시름하면 기(氣)가 불통(不通)하게 되고 사정(射精)하면 기력이 결핍하게 되고 많이 보면 눈이 멀게 되고 많이 잠자면 번민(煩悶)하게 되고 미식(美食)을 탐하면 설리증(泄痢症)[1)]이 생긴다.

속인은 단지 5미(五味)만을 알아 이를 탐내어 먹으려할 뿐 원기(元氣)를 마셔야 함을 모른다. 그러나 성인(聖人)은 5미가 병의 원인임을 알므로 탐내지 않고 먹을 만한 것은 원기뿐임을 안다. 그러므로 입을 닫고 말하지 않으니 정기(精氣)가 저절로 응하게 된다.

침을 뱉어 버려 삼키지 않으면 기해(氣海)[2)]를 자윤(滋潤)케 못하므로 기해가 윤택(潤澤)하지 못하면 진액(津液)이 결핍해진다. 이것이 원기를 먹는 방법과 예천(醴泉)을 마시는 방법이니 이를 알아 실천함이 연년(延年)의 근본이다.

시도 때도 없이 목욕하면 불길하고 부부가 함께 목욕해도 불길하다.[3] 목욕 직후, 술 취했거나 배부를 때, 먼 길을 갔다가 귀가하여 크게 피로할 때는 성교하지 말아야한다. 어기면 병이 생기므로 절대로 삼가야 한다.

丈夫勿頭北卧、令人六神不安、多愁忘。勿跂井、今古大忌。若見十步地墻、勿順墻坐卧、被風吹、發癲癎疾。勿怒目久視日月、失目明。凡大汗、勿脫衣、不愼、多患偏風、半身不遂。新沐浴了、不得露頭當風、不幸得大風刺風疾。觸寒來、勿臨面火上、成癎起風眩。

장부(丈夫)는 머리를 북쪽을 향하고 눕지 말라. 6신(六神)[4]이 안정되지 못하여 자주 근심하고 잘 잊게 된다. 발을 우물을 향하고 우물가에 걸터앉지 말라. 이는 예부터 지금까지 큰 금기이다.

만약 10보(十步)이상 되는 높은 흙벽을 보거든 담벽 아래 눕거나 앉지 말라. 이때 벽 틈새를 통해 불어오는 바람을 맞으면 전간증(癲癎症)[5]이 생긴다.

눈을 크게 뜨고 해, 달을 오랫동안 응시하지 말라. 시력을 잃게 된다. 무릇 크게 땀이 났을 때 옷을 벗지 말라. 이를 삼가지 않을 시에는 편풍증(偏風症)[6], 반신불수증(半身不遂症)[7]이 생긴다.

목욕을 끝낸 직후 머리에 바람을 맞지 않게 하라. 맞으면 불행히도 대풍증(大風症)[8]이나 풍질(風疾)[9]이 생긴다. 추위를 느꼈다해도 불위에 얼굴을 두지 말라. 전간증(癲癎症)이나 풍현증(風眩症)[10]이 생긴다.

凡汗、勿跂牀懸脚、久成血痺、足重腰疼。凡脚汗、勿入水、作骨痺、亦作遁疰。久忍小便、膝冷兼成冷痺。凡食熱物汗出勿盪風、發疰、頭痛、令人目澁、饒睡。

무릇 땀이 났을 때는 의자위에 걸터앉아 발이 매달려 있게 하지 말라. 오래되면 혈비증(血痺症)[11]、다리가 무겁게 느껴지는 증상、요통이 생긴다. 대저 다리에 땀났을 때 물에 들어가지 말라. 골비증(骨痺症)[12]이 생기거나 둔주증(遁疰症)[13]이 생긴다.

오랫동안 소변을 참으면 슬냉증(膝冷症)[14]이 생기거나 냉비증(冷痺症)[15]을 겸하기도 한다. 뜨거운 음식물을 먹어서 땀이 날 때는 강한 바람을 쐬지 말라. 주증(疰症)[16]、두통、안구건조증、잠을 많이 자는 병이 생긴다.

凡欲眠、勿歌詠、不祥。眠起訖、勿大語、損人氣。凡飛鳥投人、不可食鳥。若開口及毛下有瘡、並不可食之。凡熱泔洗頭、冷水濯、成頭風。凡人卧、頭邊勿安火爐、令人頭重、目赤、鼻乾。凡卧訖、頭邊勿安燈、令人六神不安。冬日溫足凍腦、春秋腦足俱凍、此乃聖人之常法也。

대저 자려고 하면서 노래를 부르거나 흥얼거리지 말라.[17] 상서(祥瑞)롭지 못하다. 잠에서 깨자마자 큰 소리로 말하지 말라. 기(氣)가 상한다.[18]

새가 스스로 사람에게 날아왔을 경우에 그 새를 잡아먹으면 안 된다.[19] 새가 죽었는데 입을 벌리고 있거나 깃털 밑에 창증(瘡症)이 있으면 먹지 말라.[20]

뜨거운 쌀뜨물에 머리를 씻거나 찬물에 발 씻으면 두풍증(頭風症)[21]이 생긴다. 사람이 누워있는데 머리 곁에 화로를 놓지 말라. 머리가 무겁거나 눈이 충혈 되거나 코 안이 마른다.[22] 누웠을 때 머리 곁에 등불을 두지 말라. 6신(六神)이 안정되지 못한다. 겨울에는 발을 따뜻이 하고 뇌는 차갑게 해야 한다.[23] 이는 성인(聖人)이 항상 실행하는 방법이다.

凡新哭泣訖便食、卽成氣病。夜卧勿覆頭、婦人勿跂竃坐、大忌。凡若唾不用遠、遠卽成肺病、令人手重、背疼、咳嗽。凡人魘、勿點燈照、定魘死、暗喚之卽吉、亦不可近前及急喚。凡人卧、勿開口、久成消渴、幷失血色。凡旦起、勿以冷水開目洗面、令人目澁、失明、饒淚。凡行途中觸熱、逢河勿洗面、生烏皯。人睡訖、忽覺、勿飮水、更卧成水痺。凡時病新汗解、勿飮冷水、損人心腹、不平復。

대저 울기를 막 마치고나서 음식을 먹으면 기병(氣病)을 이룬다. 밤에 잠잘 때는 이불을 머리 위까지 뒤집어쓰지 말라.[24] 부인은 부뚜막에 걸터앉으면 안 된다. 이것은 크게 삼가야한다.[25] 침을 뱉을 때는 멀리 뱉지 말라. 폐병(肺病)、해수(咳嗽)、등의 통증、손이 무거워지는 증상이 생긴다.

밤에 잠을 자다가 가위에 눌린 경우에는 등불을 켜서 가위에 눌린 자를 비추지 말라. 가위로 인해 죽기 때문이다. 낮은 목소리로 불러서 깨우면 길하다.[26] 가까이서 혹은 큰 목소리로 깨워서는 안 된다. 잠자는 중에 입을 벌리고 있으면 안 된다. 오래되면 소갈증(消渴症)[27]을 이루고 아울러 혈색도 잃는다.

아침에 잠자리에서 일어나 얼굴을 씻을 적에 냉수로써 눈꺼풀을 열어 안구(眼球)를 씻지 말라. 눈이 침침하고 뻑뻑하여 잘 보이지 않고 눈물이 자주 흐르게 된다.

길을 가다가 몸이 뜨거울 때 강물을 보고 얼굴을 씻지 말라. 얼굴에 검은 반점이 생긴다.[28] 잠을 자다가 깨어서 물을 마신 후 다시 잠을 자면 수비증(水痺症)[29]을 이룬다. 감기가 들어 땀을 흘림으로써 나은 경우에는 냉수를 먹지 말라. 심장과 복부에 해가 되어 회복되지 못한다.

凡空腹、不可見聞臭尸、氣入鼻令人成病。凡欲見死屍、皆須先飮酒及咬蒜、辟毒氣。凡小兒不用令指月、兩耳後生瘡、是名月蝕瘡、擣蝦蟆末傅卽差、幷別餘瘡、並不生。凡產婦不可見狐臭人、能令產婦著腫。

대저 공복(空腹)시에는 부패한 시체를 보지 말라. 악기(惡氣)가 코로 들어와 병이 생긴다. 만약 시체를 보려거든 그 전에 먼저 술을 마시고 마늘[30]을 씹고 있으면 시체의 독기를 물리칠 수 있다.

어린이에게 손가락으로 달을 가리키도록 명령해서는 안 된다. 어린이의 양쪽 귀의 뒤에 창증(瘡症)이 생기기 때문이다. 이를 명명(命名)하여 "월식창(月蝕瘡)"이라고 하는데 맹꽁이를 짓찧어 부치면 즉시 낫는다. 약재가 남으면 다른 종류의 창증에 붙여도 재발

이 없이 낫는다.[31]

산모(産母)는 겨드랑이에서 냄새나는 사람을 만나면 안 된다. 산모의 몸에 종창(腫瘡)이 생기기 때문이다.

凡人卧、不用於窓欂下、令人六神不安。凡卧、春夏欲得頭向東、秋冬頭向西、有所利益。凡丈夫飢、欲得坐小便、飽則立小便、令人無病。

무릇 창문과 두공(斗拱)의 밑에 눕지 말라. 6신(六神)이 안정되지 못한다.[32] 눕는 방법은 봄, 여름에는 머리가 동쪽을 향하게 하고 가을, 겨울에는 머리가 서쪽을 향하도록 하면 유리하다.[33]

장부(丈夫)는 배고플 때는 앉아서 소변을 보고 배부를 때는 서서 소변을 보라.[34] 그러면 병이 없게 된다.

凡人睡、欲得屈膝側臥、益人氣力。凡卧、欲得數轉側、微語笑。欲令至少語、莫令聲高大。春欲得瞑卧早起、夏秋欲得侵夜卧早起、冬欲得早卧晏起、皆有所益。雖云早起莫在雞鳴前、晏起莫在日出後。

대저 잠을 잘 때 옆으로 누워서 한쪽 무릎을 구부리면 기력(氣力)이 증강된다.[35] 평소 누웠을 때는 자주 뒤척이며 돌아눕고 싶으면 낮은 목소리로 말하며 웃어라. 최소한 작게 말소리와 웃음은 작게 조금 해야지 큰 소리로 말을 해서는 안 된다.

봄에는 늦게 자고 일찍 일어나고 여름과 가을은 늦게 자고 일찍 일어날 것이며 겨울은 일찍 잠자리에 들어 늦게 일어나라. 이렇게 행하면 유익하다. 그러나 일찍 일어난다고 해도 하늘이 밝아지기 전에는 안 되고 늦게 일어난다고 해도 해 뜬 후에는 안 된다.

冬日天地閉、陽氣藏、人不欲勞作汗出、發洩陽氣、損人。新沐浴訖、勿當風濕髻、勿以濕頭臥、使人患頭風、眩悶、髮禿、面腫、齒痛、耳聾。濕衣及汗衣、皆不可久著、令發瘡及患風瘙痒。

겨울철은 천지(天地)가 닫혀져 양기(陽氣)가 간직되므로 노동을 하려고 하지 말라. 만약 땀이 나게 되면 양기(陽氣)가 밖으로 새어나가 몸에 해롭다.

목욕 직후에 바람을 쐬면 안 되고 머리에 물기 있는 데도 묶거나 누워도 안 된다. 그러면 두풍증(頭風症)、어지럽고 가슴이 답답함、머리카락이 빠짐、얼굴에 종기(腫氣)가 생김、치통(齒痛)、귀가 들리지 않는 증상들이 생긴다.

젖은 옷이나 땀에 젖은 옷을 오래 입은 채 지내지 말라. 창증(瘡症)、소양증(瘙痒症)[36]、풍증(風症)이 생긴다.

老君曰、正月旦中庭向寅地、再拜呪曰、某甲年年受大道之恩於太清玄門、願還某甲去歲之年。男女皆三通。自呪常行此道、延年。玄女有清神之法、淮南崇祠竈之規、咸欲體合眞靈、護衛眞生者。**仙經秘要、常存念心中有氣、大如鷄子、內赤外黃、辟衆邪延年也。欲却衆邪**

百鬼、常存念爲炎火如斗、煌煌光明、則百邪不敢于人、可入瘟疫之中。暮卧、常存作赤氣在外、白氣在內以覆身、辟衆邪鬼魅。

노군(老君)이 말하기를, 정월(正月)의 원단(元旦)에 뜰의 한가운데서 동북방을 향해 두 번 절한 후 이렇게 기도하라.[37)]

“모갑(某甲)[38)]은 해마다 태청현문(太淸玄門)[39)]에서 대리(代理)하시는 대도(大道)의 은혜를 입었나이다. 원하오니 모갑(某甲)이 지난해처럼 금년도 잘 지낼 수 있게 하소서.”

남녀 모두 각기 이렇게 3번을 주송(呪誦)하라. 평소에도 이렇게 행하면 장수하게 된다. 현녀(玄女)[40)]에게는 청신(淸神)의 방법이 있었고 회남자(淮南子)[41)]는 조왕(竈王)[42)]에 대한 청규(淸規)를 승상했는데 이 방법들은 몸을 진령(眞靈)과 합일(合一)케 하여 참 생명을 호위(護衛)한다.

《선경비요(仙經秘要)》에 이르기를, 언제나 심중(心中)에 계란 크기로 안은 적색(赤色)이고 밖은 황색(黃色)의 기(氣)의 덩어리가 있다고 생각하라. 그러면 여러 사기(邪氣)를 물리쳐서 연년(延年)하게 된다. 각종 사기(邪氣)와 온갖 잡귀를 쫓아 버리려면 항상 한 말크기의 화염덩어리가 머리와 가슴을 둘러싸고 찬란하게 빛나고 있다고 생각하면 백사(百邪)가 감히 접근하지 못한다. 이 방법을 행하면 온역(瘟疫)[43)]이 있는 곳에도 들어갈 수 있다.

언제나 밤에 잠자기 전에 백기(白氣)는 체내에 있고 적기(赤氣)는 몸 밖을 덮고 있다고 생각하면 모든 사기(邪氣)와 귀매(鬼魅)를 물리칠 수 있다.

老君曰、凡人求道、勿凡五逆六不祥、有犯者凶。大小便向西一逆、向北二逆、向日三逆、向月四逆、仰視天及星辰五逆。夜起倮形一不祥、旦起嗔恚二不祥、向竈罵詈三不祥、以足內火四不祥、夫妻晝合五不祥、盜恚師父六不祥。

노군(老君)이 말하기를, 대저 도(道)를 구하는 자는 5역(五逆)과 6불상(六不祥)을 범해서는 안 된다. 범한 자는 흉하게 된다.

일역(一逆)은 서쪽을 향해 대소변을 봄이고 2역은 북쪽을 향함이고 3역은 해를 향함이고 4역은 달을 향함이며 5역은 고개를 들고서 하늘、별을 보는 행위이다.

일불상(一不祥)은 밤에 나체로 있음、2불상은 아침에 잠자리에서 일어나 분노함、3불상은 아궁이를 향해 욕하고 꾸짖음、4불상은 불이 있는 쪽으로 발을 향함、5불상은 부부간에 낮에 성교함、6불상은 스승과 부친을 남모르게 원망하는 행위이다.

凡人旦起、恒言善事、天與之福、勿言奈何歌嘯、名曰請禍。慎勿上牀卧歌凶、始卧伏牀凶、飲食伏牀、以匙筋擊盤上凶。司陰之神在人口左、人有陰禍。司陰白之於天、天則考人魂魄。司殺之神在人口右、人有惡言。司殺白之於司命、司命記之、罪滿即殺。二神監口、唯向人求非、安可不慎言。舌者身之兵、善惡由之而生、故道家所忌。

대저 사람이 아침에 잠자리에서 일어나 언제나 좋은 일만 말하면 하늘이 복을 준다. “어찌하면 좋을까?”라고 말하면서 근심하지 말고[44] 노래나 피리 불기 등도 금하라. 이를 이름 하여 “화를 부름(請禍)”이라고 한다. 침상 위에 누워서 노래 부르면 흉하고 엎드려 있는 것도 흉하다. 엎드려 음식을 먹으면 흉하고 수저와 젓가락으로 밥상 위를 두드려도 흉하다.

사음신(司陰神)[45]은 사람의 입 왼쪽에 있으면서 그 사람의 드러나지 않은 악언(惡言)을 기억했다가 천관(天官)에 고한다. 그러면 천관은 이를 안고(案考)하여 그의 혼백(魂魄)에게 벌을 준다. 사살신(司殺神)[46]은 사람의 입 오른쪽에 있으면서 그의 나타난 악언(惡言)을 기억했다가 사명신(司命神)[47]에게 고한다. 그러면 사명신은 장부에 기록하면서 죄가 가득 차면 그 사람을 죽인다. 이렇게 두 신(神)이 입 옆에서 감찰(監察)하면서 그 사람의 잘못만을 오직 찾고 있으니 어찌 말을 삼가지 않을 수 있으랴!

이렇게 혀는 몸의 무기(武器)로서 선악이 혀로부터 생기므로 도가(道家)에서는 함부로 말하는 것을 삼간다.

食玉泉者、令人延年、除百病。玉泉者、口中唾也。雞鳴、平旦、日中、日晡、黃昏、夜半時、一日一夕、凡七漱玉泉食之、每食輒滿口嚥之、延年。髮、血之窮。齒、骨之窮、爪、筋之窮。千過梳髮髮不白、朝夕啄齒、齒不齲、爪不數截、筋不替。人常數欲照鏡、謂之存形、形與神相存、此其意也。若矜容顏色自愛玩、不如勿照。

옥천(玉泉)을 마시면 온갖 병이 없어지고 오래 살게 된다. 옥천은 입안의 타액(唾液)이다. 새벽닭이 울 때、아침、일중(日中)、일포(日晡)、황혼(黃昏)、야반(夜半), 이렇게 매일 낮과 밤의 한 때마다 입안에 침을 가득 모아 7번 양치질을 한 후 삼키면 연년(延年)하게 된다.

모발(毛髮)은 혈(血)의 말단이고 치아는 골(骨)의 말단이며 손톱、발톱은 근(筋)의 말단이다. 매일 천 번 넘게 머리를 빗으면 머리털이 세지 않게 되고 아침저녁으로 치아를 서로 부딪치면 치아가 손상되거나 충치가 생기지 않게 되고 손톱、발톱을 자주 자르지 않으면 근(筋)이 쇠해지지 않는다.

사람들은 언제나 얼굴을 거울에 자주 비추어보는데 이를 "형체를 보존하려고 함(存形)"이라고 한다. 이는 형체와 정신이 서로 도와서 보존함이 그 본뜻이다. 그런데도 얼굴을 아끼는 것만 알아 거울보기에 빠져 즐기는 행위는 거울을 보지 않음만 못하다.[48)]

凡人常以正月一日、二月二日、三月三日、四月八日、五月一日、六月二十七日、七月十一日、八月八日、九月二十一日、十月十四日、十一月十一日、十二月三十日、但常以此日取拘杞葉、煮作湯沐浴、令人光澤、不病不老。月蝕宜救活人、除殃。活萬人、與天同功。 天不好殺、聖人則之。不好殺者、是助天地長養、故招勝福。**善夢可說、惡夢黙之、則養性延年也。**

대저 사람은 언제나 정월 초하루、2월2일、3월3일、4월8일、5월 초하루、6월27일、7월11일、8월8일、9월21일、10월14일、11월11일、12월30일에 구기채(枸杞菜)[49)]를 구하여 물에 끓여 그 물로 목욕하면 몸에 광택(光澤)이 있게 되고 병이 생기지 않아 늙지 않게 된다.

월식(月蝕)때 작정하여 사람을 구제하면 재앙을 제거하게 된다. 세상에 살면서 만 명을 살리면 하늘의 공덕과 같다. 하늘은 생명 죽이기를 좋아하지 않으니 성인(聖人)도 이를 본받는다. 죽이기를 좋아하지 않는 자는 천지(天地)의 영원한 양육(養育)의 공덕을 돕는 셈이니 홍복(洪福)을 부르게 된다.

좋은 꿈은 말해도 되지만 나쁜 꿈은 침묵하라.[50] 그러면 양성(養性)하여 연년(延年)하게 된다.

【註 解】

1) 설리증(泄痢症): 痢疾. 小腹痛、설사를 하거나 대변 중에 끈끈한 물질이 있으면서 시원치 않은 증상이 빈번하게 교대됨. 赤痢、白痢、膿血痢 등의 여러 종류가 있다. 《素問•太陰陽明篇》에 이르기를, 음식이 不節하고 起居不時하면 陰을 받게 되어 陰이 五臟에 들어가 䐜滿閉塞하여 飧泄이 되고 오래되면 腸澼이 된다. 按考하면 이런 과정 중에 나타나는 大便形色으로 붙여진 이름이다. 赤白痢가 제일 많다.

2) 기해(氣海): 任脈의 要穴로 臍下1寸5分處이다. 흔히 丹田、下丹田이라고 부르며 臍下3寸의 關元穴과 혼용하여 氣海關元이라고도 부른다. 효능도 서로 같아, 調氣益元、培腎補虛、和榮血、帶溫理經、祛濕下焦한다. 《類經》에 이르기를, 氣海는 남자의 生氣의 바다이다.

《扁鵲心書》를 보면, 각 병마다 服藥處方은 다르나 氣海關元灸 10壯~50壯이 공통적인 이유는 氣海關元灸만으로도 급만성질환을 通治할 수 있기 때문이다.

3) 시도 때도 없이~ 불길하다: 元•李鵬飛 《三元延壽參贊書》曰, 자주 목욕하는 자는 혈액이 응체됨으로써 氣가 흩어지니 몸은 윤택한 것 같으나 氣는 저절로 훼손된 것이다. 그러므로 癰疽의 병이 있는 자는 氣가 血을 이기지 못하고 정신은 형체를 이기지 못한 所致이다.(頻浴者　血凝而氣散　體雖澤而氣自損　故有癰疽之疾者　氣不勝血　神不勝形也。)

남녀가 같이 목욕하는 경우는 서로 간에 婬慾이 치솟아 氣血이 산란해지니 氣血이 응체되거나 逆行하여 의외의 병을 부르기도 한다.

4) 6신(六神): 六臟神. 《黃庭內景經•心神章》에 이르기를, 心神은 丹

元이고 字는 守靈、肺神은 皓華이고 字는 虛成、肝神은 龍烟이고 字는 含明、腎神은 玄冥이고 字는 育嬰、脾神은 常在이고 字는 魂停、膽神은 龍翟이고 字는 威明이다. 五臟六腑의 神体는 淸한데 모두 마음작용에 의하여 天品을 나타내니 주야로 생각하면 절로 장생하게 된다.

5) 전간증(癲癎症): 狂症. 癲은 心病에 속하므로 實者에 많다. 妄言妄起、不避親疏、棄衣而登高하고 癎은 五臟의 兼病이므로 虛者에 많다. 精神昏迷、沈黙不語、悲哭怯悸가 허약해서 발병한 자의 특징이다.

6) 편풍증(偏風症): 신체의 일부에 中風症이 나타나 마비되거나 不仁한 증.

7) 반신불수증(半身不遂症): 신체의 반쪽에 중풍증이 나타나 마비되거나 不仁한 증. 예를 들면 좌측 눈、뺨、左手、左脚에 온다면 원인은 右腦血管의 경색 혹은 파열이다.

8) 대풍증(大風症): 原名은 大風이다. 世間에서는 보통 나병이라고 부른다. 《素問·長刺節論》에 의하면 骨節이 무겁고 머리카락과 눈썹이 빠진다.

9) 풍질(風疾): 모든 中風性 疾患을 총칭한 단어.

10) 풍현증(風眩症): 뇌에 風邪가 있어 어지럼을 주로 느끼며 두통、眼昏、고혈압、불면、惡心 등을 수반한다. 風疾의 일종.

11) 혈비증(血痺症): 혈액이 부족하거나 혈관이 막히어 그 부분이 마르고 통증이 있으며 不仁한 증상.

12) 골비증(骨痺症): 뼈가 아프고 쑤시는 증상. 원인은 대개 風邪가 뼈에 침입했기 때문이다.

13) 둔주증(遁疰症): 병증이 일정한 곳에 있지 않고 급속히 체내를 옮겨

다니는 증상.

14) 슬냉증(膝冷症): 무릎에서 찬바람이 나나는 것 같거나 차갑게 느껴지며 통증이 있는 증상.

15) 냉비증(冷痺症): 신체가 차갑게 느껴지며 氣血이 不通하여 통증이 있는 증상.

16) 주증(疰症): 遁疰症.

17) 대저 자려고 ~ 흥얼거리지 말라: 노래를 부르면 말하는 것보다 호흡이 불규칙하게 되어 氣가 혼란해져 마음이 안정이 안 된다. 그런 상태로 잠을 자면 꿈자리가 뒤숭숭하거나 이로 인해 안 좋은 일을 부를 수 있다.

18) 잠에서 깨자마자~ 상한다: 元•李鵬飛《三元延壽參贊書•卷二•坐臥》曰, 누워서 말하지 말라. 五臟은 본시 石磬처럼 매달려있는데 누워있을 때는 매달려있지 않으니 소리를 내어서는 안 된다.(書云 寢不得言語 五臟如懸磬不懸 不可發聲。) 孔子도 寢不可言 하라고 말하였다.

잠자리에서 막 일어났을 때는 정신과 氣가 안정되어 있는데 소리치거나 노래를 부르면 호흡이 불규칙하게 되어 氣가 산란해진다. 역자의 경험에 의하면, 고함、노래、분노 등으로 氣가 산란해졌을 때 調息法을 하거나 "아"나 "후" 발음을 길게 발성하면 정상호흡으로 환원되면서 마음까지 안정된다.

19) 새가 스스로~ 안 된다: 예부터 항복한 적은 죽이지 않았다. 이것이 東西古今의 哲則인데 믿고 의지하려는 사람、동물을 죽이는 행위는 天義를 배반한 것이다.

20) 새가 죽었는데~ 먹지 말라: 병들어 죽은 짐승이 입을 벌리고 있으며 피부에 저절로 발생한 瘡症이 있는 경우는 지극히 有毒하다. 몸에 독이 있으면 입을 벌리게 되고 그 독소 때문에 창증

이 생긴 것이다.

21) 두풍증(頭風症): 頭痛、神昏、眩暈、發熱、不眠 등을 수반한 頭病.

22) 사람이 누워있는데~ 코 안이 마른다: 인체는 水昇火降이 되어야 건강할 수 있다. 그런데 머리 곁이 따뜻하면 병을 부르는 원리는 火昇이 되므로 가슴과 머리 부분에 열이 많아져 발열、두통、불면、갈증 등이 생긴다. 공공장소에는 머리 위에 온풍기、온열기가 있는 예가 흔한데 이는 頭熱케 하니 건강에 해롭다. 모든 온열기구는 난방용이든 건강、치료용이든 횡경막 이상에 두어서는 안 된다.

23) 겨울에는 발을~ 뇌는 차갑게 해야 한다: 이는 4계절 모두 해당하는 말이다.

頭寒足熱이란 말이 있다. 머리는 차고 발이 따뜻하면 모든 병이 없어진다는 뜻이다. 이는 水昇火降이 되기 위한 방법이며 결과이니 그 의미는 깊고 크다.

역자는 28세 때, 일 년간 불면증으로 고생이 심하여 양한방의 모든 방법이 무효였다. 어느 날 밤 左右 申脈穴과 照海穴에 施針하니 금세 양 발목이하 발바닥 따뜻해지며 잠이 와 오랜만에 숙면을 취하였다. 즉 신경과로로 인하여 氣血이 頭部까지 올라 응체되어 하강하지 못했기 때문에 생긴 현상이었다. 이에 착안하여 足湯을 하니 효과 역시 針과 동일하였다.

《黃石公素書》에 이르기를, 발이 차가우면 마음이 상하고 백성이 원한을 품으면 나라가 상한다.(足寒傷心 人怨傷國。) 발이 따뜻해야 心病과 頭病이 없는 이치거늘, 찬물로 발을 씻거나 찬물에 발을 담그는 행위는 足寒하여 頭熱케 하므로 頭病이 생김은 당연하다.

24) 밤에 잠 잘 때는~ 말라: 이불 안의 공기는 자신이 내뿜는 탄소가

가득한 공기이니 해로우며 頭寒하지 못하므로 또한 해롭다.

25) 부인은 부뚜막에~ 삼가야 한다: 예로부터 중국에서는 집안에서 부뚜막을 제일 신성시 했고 다음이 우물이다. 생명을 영위하는 음식을 조리하는 장소이며 화재가 발생할 수 있는 위험처 이므로 竈王이 臨在해 계신다고 하여 竈王畵를 부뚜막 벽에 붙여 놓고 朝夕으로 禮敬하였다. 그러므로 남자도 부뚜막 위에 걸터앉으면 안 되는데 男尊女卑의 傳統俗信이 있는 상황에서는 당연한 금기이다.

26) 밤에 잠을~ 깨우면 길하다: "가위눌린다."는 증상은 잠든 사람이 악몽에 시달리며 악몽인줄 알아 잠에서 깨어나려고 노력해도 깨어나지 못하는 증상이다. 가벼운 증상은 곁 사람이 모르는데 심한 경우는 진땀을 흘리며 고통스러운 표정을 짓기 때문에 알 수 있다. 심장과 뇌중추신경이 불완전하여서 생기는 증상이니 수면제보다 强心淸神劑를 복용시켜야 치유된다.

元•李鵬飛《三元延壽參贊書•卷二•坐卧》曰, 잠을 자다가 가위에 눌려 의식은 있으나 깨어날 수도 말할 수도 없는 경우가 있다. 이는 魂魄이 몸 밖으로 돌아다니는 틈에 邪氣가 침입한 것이다. 마땅히 조용히 말하며 흔들어 깨어야 얼굴에 등불을 비추면 혼백이 불빛을 싫어해 몸 안으로 들어오지 못하여 등불 앞에서 죽게 된다. 가위눌린 자는 병의 원인이 밝음을 좋아하여 등불을 끄지 않았기 때문이므로 작은 소리든 큰 소리든 소리로써 깨우려다가는 혼백을 잃는 수가 있다. (書云 臥魔不語 是魂魄外游爲邪所執 宜暗喚 忌以火照 照則神魂不入 乃至死於燈前 魘者本由明出 不忌火 並不宜近喚及急喚 亦恐失伸魂也。)

27) 소갈증(消渴症): 입이 마르고 갈증이 나는 병증으로 원인에 따라 上消、中消、下消로 나뉜다. 上消는 心肺熱로 인해 口渴이

있고 中消는 中焦熱로 인해 口渴、嗜食하고 下消는 口渴과 小便頻數이 있다. 下消가 難治이니 生命元氣의 저장 처이며 제조 처인 腎精이 敗退되었기 때문이다. 당뇨병은 下消에 해당된다.

28) 길을 가다가~ 검은 반점이 생긴다: 깊은 강이나 바다에는 수만 년 동안 쌓여 뭉쳐있는 陰毒이 있으니 이를 沙風이라고 한다.

元•李鵬飛《三元延壽參贊書•卷二•行立》曰, 沙風이 있는 강물、바닷물에 목욕을 하지 말며 건너서도 안 된다. 우선 소、 말을 빠른 속도로 건너가게 하여 탈이 없으면 사람이 건너도 된다. 이유는 물속에 水弩가 있어 사람의 물에 비친 그림자에게만 그 독을 쏘아도 그 사람은 즉사하기 때문이다. 그러므로 손에 물건을 들고 물을 때려 수노를 흩어지게 한 후 급히 건너면 길하다.(書云 水有沙風處 勿浴勿渡 當隨牛馬 急渡之不傷人 水中又有水弩 射人影卽死 以物打水令弩散急渡吉。)

原名은 痧風、痧瘡이다. 寒冷한 水毒및 이에 의해 생기는 病症을 일컫는 용어이다. 風、寒、暑、濕、諸氣에 의해 多發하는데 반드시 紅瘢이 있으며 頭痛、發熱、神昏、痲痺 등을 수반하기도 한다. 쉽게 말하면 바다、강、습지、이상기후에 있는 水毒에 감염된 급성질환을 말한다. 醫書를 보면 오래 된 우물、閉礦에 들어갔다가 가스 중독된 경우도 痧風症의 범주이며 요즈음 거론되는 地下의 水脈도 사풍증의 원인이다. 최급악성의 紅痧瘡인 경우는 죽기도 하는데도 의학계에서는 감기、몸살、급성피부염、심장마비로 오인하고 있다.

○ 역자가 단체관광을 가서 대형 방에서 잠을 잤는데 아침에 일어나 등이 가려워 보니 검붉게 불에 탄 것 같은 손바닥만 한 흉터가 생겨있었다. 그러나 방바닥은 입실 때부터 온기 하나

없는 냉방이었었다. 아래층으로 내려가 보니 역자가 잠잔 곳은 온천탕의 바로 위였다.

○ 역자의 知人은 건강한 30대인데도 어느 날 양수리강변에서 낚시를 하고 와서 3일 만에 죽었다.

○ 한 50대 낚시꾼은 북한강에 이르러 낚시하려고 앉았다가 1분도 못되어 온몸에 붉은 두드러기가 돋아 3개월 만에 겨우 나았다.

○ 8월 중순 이후 해수욕장에 다녀온 후 감기몸살로 백약이 무효인 사례를 수십 명 듣고 보아왔다.

○ 어느 가을 날, 역자가 지방에 출장을 갔었는데 그날 그 동네에만 가벼운 산들바람이 불었다. 그날부터 역자를 비롯한 그 동네 사람 모두가 심한 감기에 걸렸다. 이는 서해 혹은 남해 바다 속에 수만 년 잠복되었던 水毒이 氣流移動을 한 것이다. 이런 일은 기상청에서도 예보할 수 없고 오직 靈能과 易學으로만 예상할 수 있다. 그래서 한의학에는 醫易이라는 분야가 있어 東西古今과 과거、현재、미래의 天下、國家、지역、개인의 모든 질병을 推斷한다.

29) 잠을 자다가~ 수비증(水痺症)을 이룬다: 水痺症이란 水氣가 5장6부에 정체되어 발생하는 각종 증상을 말한다. 즉 물을 마시고 즉시 누워 잠자지 말고 30분 이상 서있거나 앉았다가 자면 된다.

30) 마늘: 葫、大蒜. 氣味는 辛하고 溫하며 有毒하다. 오래 먹으면 눈에 해롭다. 主治는 歸五臟、散癰腫瘡、除風邪、殺毒氣、下氣、消穀、化肉、水惡瘴氣、除風濕、破冷氣、爛痃癖、伏邪惡。

술과 마늘은 예로부터 去邪逐惡氣의 효과가 있어 잡귀가 싫어한다. 유럽에서도 고대부터 마늘12개를 끊어 둥글게 꿰어 집안에 걸어 놓는 풍습이 있었다. 고추의 효과도 이와 비슷하다.

31) 어린이에게~ 재발없이 낫는다: 仙道에서는 어린이를 純陽體라고 한다. 이는 부모로부터 받은 先天眞陽을 고이 지니고 있다는 뜻이다. 그런데 이 약한 순양이 강력한 眞陰體를 가리키면 강한 진음이 약한 순양체에 들어와 이겨서 瘡을 일으킨다. 그래서 달에게 먹혔다는 뜻으로 "月蝕瘡"이라고 부른다.

○ 맹꽁이: 蝦蟆、蝦蟆. 氣味는 辛寒하고 有毒하다. 主治는 去邪氣、破癥堅血、癰腫陰瘡、먹으면 熱病을 앓지 않게 된다. 治熱狂、貼惡瘡、解煩熱、治犬咬. 맹꽁이는 두꺼비와 더불어 古來한 동서양의 난치병대표약재이다. 맹꽁이보다는 두꺼비가 치료효과가 우수하다하여 주로 두꺼비를 약재로 쓴다. 두꺼비와 맹꽁이는 달의 精氣를 함유하고 있어 달의 精氣가 부족하여 발병하는 대표적악성질환인 암、중풍、당뇨、비만 등에는 이만한 약이 없다. 극히 有毒하나 그 毒素가 바로 聖藥이 된다.

32) 무릇 창문과~ 안정되지 못한다: 역자는 어느 날 仙道의 調息訣의 내용 중에서 창문을 닫고 수련하라는 한 구절을 읽는 순간, 本書의 本句節에 대해 지금까지 10여년 이상 가져왔던 의문에 대한 답을 한순간에 깨달았다.

역자는 한동안 어떤 의문을 가지고 있었다. 즉, 청소년기에는 20대 이전보다 의식과 생활이 단조로웠는데 그때는 왜 언제나 여름밤에는 자주 꿈을 꾸고 겨울에는 꿈을 꾸지 않는가? 하는 것이었다. 해답은 여름에 문을 열어놓고 잤기 때문이며 선풍기가 돌고 있는 중에 잠들었을 때는 예외 없이 언제나 뒤숭숭한 꿈을 꾸었다는 것이다.

요가와 仙道의 이론에 의하면, 호흡 수련의 목적은 감정과 정신을 조절하는 외에 氣를 섭취, 축적하여 체력증진을 추구하는 것이다. 즉 창문을 통해 들어오는 바람、선풍기바람 등은 실내의 氣를 이동시켜 산란케 한다. 그리하여 실내에 있는 사람은 산란한 氣를 호흡하게 되니 체내의 氣도 저절로 산란되어 몸과 마음이 불안정해지므로 뒤숭숭한 꿈을 꾸게 되는 것이다.

이러한 논리에 의하면 어떠한 식으로도 자주 自然風、人工風을 맞는 사람은 단연코 장수할 수 없다. 自然風이라고 하더라도 바닷바람에는 수억 년 된 심해의 한랭한 水毒인 痧風이 함유되어 있다. 그러므로 세계 최장수촌이 코카서스산맥의 압하지아마을、에콰도르안데스산맥의 발카밤마을、히말라야산맥의 훈자마을인 것은 그 이유가 海風과 단절된 고산지대의 음이온이 매우 풍부한 清凉한 공기 때문이라고 확신한다. 전세계적으로도 내륙산간지방거주자가 해변거주자보다 장수함은 공인된 定說이자 상식이다.

元•李鵬飛《三元延壽參贊書•卷二•坐卧》曰, 앉거나 누워있는 곳에 틈사이로 바람이 들어오거든 급히 피하라. 이는 허약한 노인에게만 해당되지는 않다.(書云　坐臥處有隙風　急避之　尤不宜體虛年老之人。)

어떤 사람이 3대째 오래 살지 못하여 그 이유를 팽조(彭祖)에게 물었다. 팽조가 침실을 보니 잠자리에 누운 사람의 뇌호(腦戶)에 해당되는 곳에 과연 한 구멍이 있기에 이를 막게 하니 이로 인하여 그는 제 수명이 다하도록 장수하였다. 틈사이로 들어온 바람이 귀로 들어가 뇌를 침입하면 양기(陽氣)가 흩어진다. 머리는 제양(諸陽)이 모여서 생명을 주관하기 때문이다.

○ 두공(斗拱): 집 기둥이 대들보를 받치는 부위에 견고하게 하려고 여러 겹의 나무판자들을 조합해 놓은 것이다. 인간은 무거운 것을 받치고 있는 기둥을 볼 때 무의식적으로 혹시 허물

어지지 않을까 하는 불안감을 갖는다.

33) 눕는 방법은~ 유리하다: 五行分類에 의하면 봄은 東、여름은 南、가을은 西、겨울은 北이다. 즉 天地의 精氣와 運이 계절에 따라 각각 다른 방위에 있다는 뜻이다. 그래서 경복궁의 西門을 迎秋門이라 하였고 중국 紫禁城의 정문은 天子는 南面한다하여 南方火의 상징인 午門이라 하였다.

대우주는 電磁性을 띄고 있고 소우주인간도 전자성을 띄고 있으니 소우주가 대우주와 相應해야함은 당연한 이치이다. 본서에서는 간편하게 二分法을 택했다.

34) 장부(丈夫)는~ 서서 소변을 보라: 남자라도 극히 허약하거나 몹시 피곤하여 서있을 힘도 없을 경우、大醉하여 몸을 가눌 수 없는 경우、고혈압이 심하여 어지러운 경우에는 앉아서 소변을 보아야한다. 앉으면 서있을 때보다 하복부에 힘이 더 들어가며 호흡이 안정되기 때문이다. 그런 의미에서 건강한 사람도 대변 볼 때 현대식 양변기보다 재래식 변기를 이용하는 것이 건강에 좋다.

35) 대저 잠을 잘 때~ 증강된다: 어느 쪽으로 눕든 상관은 없으나 반드시 한쪽 다리는 구부리고 한쪽 다리는 편 채로 잠을 자야한다.

道家에서는 左臥右臥를 가리지 않으나 석가모니 부처의 涅槃相은 右臥이니 연구해야 한다.

元•李鵬飛《三元延壽參贊書•卷二旦暮避忌》曰, 밤에 잘 때 양 다리를 모두 펴거나 함께 구부리지만 않으면 夢泄이 없게 된다.(夜臥二足伸屈不並 無夢泄。)

36) 소양증(瘙痒症): 피부가 가려워서 긁는 병.

37) 정월(正月)의~ 동북방을 향해: 매년 正月은 寅月이고 寅은 東北方(東으로 15˚가 더 가깝다.)에 해당되는 地支이므로 天、

人、地 三合의 원리에 따랐다.

38) 모갑(某甲): 祈禱하는 당사자. 보통, "대한민국 서울시 성동구 옥수 2동 327번지 그린 빌라3동20호 거주 甲子生 田禹治"이라고 한번만 칭하고 2번째부터는 이름만 告한다.

39) 태청현문(太淸玄門): 道教를 부르는 명칭중의 하나.

40) 현녀(玄女): 九天玄女, 九天娘娘. 중국고대신화중의 女神인데 후일에 道教에서 신봉하였다. 張君房 《雲笈七籤•卷一三四》曰, 九天玄女는 黃帝의 스승이며 聖母元君의 제자이다. 黃帝가 涿鹿에서 蚩尤와 전쟁을 할 때 이기지 못하자 丹鳳을 타고 하강하여 黃帝에게 太上의 명령이라고 칭하며 甲六壬兵信의 符와 鬼神을 부리는 術書를 전하였다.

41) 회남자(淮南子): 漢代의 淮南王 劉安. 혹은 그의 저술서명. 21권으로 구성되어 있으며 內外篇으로 나뉘어 있다. 大旨는 道德에 두고 있으며 天下事를 縱橫으로 열거하여 평론하였다.

42) 조왕(竈王): 竈君、老竈爺、火祖、火德眞君. 竈는 아궁이이니 중국고대신화와 전설에 의하면 음식의 神이기도 하다. 인간의 선악을 감찰하여 上帝에게 고한다하여 司命菩薩、司命奶奶、竈君司命이라고도 부른다. 漢代이래 궁궐、민간 모두에서 보편적으로 신앙하였고 晉代이후에는 天地間의 선악을 감찰하는 天官의 역할까지 추가되었다.

《禮記•月令》중에는 국가에서 典禮的으로 행하는 일곱祈祠중의 하나라고 하였다. 《南子•祀論訓》曰, 火帝가 불을 만들고 죽은 후에 竈君이 되었다. 그러나 註에서는 高辛氏시대에 火正을 하던 祝融이 죽어 火神이 되었다는 설명이 있다. 《三教源流搜神大全》曰, 竈神의 성은 張 이름은 單 혹은 禪, 字는 子郭인데 용모는 미녀 같다. 사람의 죄상을 밝혀 큰 죄를 지은 자는 紀 단위로 수명을 빼앗는데 一紀는 3백일이다. 작은 죄를 지은 자는 算 단위로 수명을 빼앗는데 一算은 백일이다. 그러므로 天地의 督使라고 하고 地精이라고도 부른다. 竈神은 己丑日에 天上에 올라 卯시에 上帝를 알현하여 사람의 죄상을 고하므로 己丑日에 竈神께 제사하면 복을 얻는다. 五月辰日에 제사하면 생활하는데 만 배의 이득이 있고 五月己丑日에 제사하면 大吉大利하고 四月丁巳日에 제사하면 모든 吉祥이 모여든다. 특히 火祖의 탄생일인 6月 23日에 제사하면 無量한 복을 받는다.

43) 온역(瘟疫): 급성유행성 전염병. 콜레라、 발진티푸스、 파라티푸스 등이 이에 속한다.

44) 대저 사람이~ 근심하지 말고: 아무리 걱정거리가 있어도 근심하지 말고 희망을 가지라고 東西古今의 聖人들은 말하였다. 道의 原理는 谷神이며 작용은 玄牝이니 본시 道와 동일체인 인간으로서 통과 못할 難門은 없으며 不可能은 없다. 그래서 《周易•繫辭傳》曰, 궁하면 변하고 변하면 통하게 되고 통하면 오래 간다.(窮則變 變則通 通則可久矣。)라고 하였다. 흔히 고난은 행복의 씨앗이라고 하고 위기는 기회라고 말한다. 씨앗과 成體는 동일원리이나 이름이 상반된 것은 관습 때문이다. 그래서 《道德經•一章》曰, 道를 道라고 부르나 이는 바른 道가 아니고 이름은 그렇게 부를 수 있으나 이는 바른 이름이 아니다.(道可道 非常道 名可名 非常名。)

불경에는 석가모니불이 설법 중에 "善哉! 善哉!"라고 찬탄하는 구절이 눈에 자주 뜨인다. 착하다는 뜻보다는 좋다는 뜻이 더 맞는다. 이 말은 고대 산스크리트어로 "Shadu"인데 당시의 수도자들은 어떤 상황에서도 "Shadu! Shadu!"를 외치며 하늘의 섭리가 나타난 현 상황에 항상 감사하며 찬탄하였다. 이것이 바로 예수가 말한 "고통 받는 자는 복되도다. 하늘나라가 그의 것이요."가 아니고 무엇인가? 이는 고통을 통해서 행복을 발견한다는 뜻이다. 그리고 드물게 때로는 고통 받는 자는 제3자의 관점이고 天國人은 당사자이다.

그러므로 누구든지 원인、상황、결과를 규명할 것 없이 어린 아이처럼 즐거워하면 할 일을 다 한 것이다.

45) 사음신(司陰神): 각 개인의 숨겨진 선행과 악행을 감찰하는 神. 특정한 神이 아니다.

46) 사살신(司殺神): 각 개인의 殺生을 감찰하는 神. 특정한 神이 아니다.

47) 사명신(司命神): 각 개인의 운명을 맡은 神. 사음신、사살신을 겸하기도 하며 보통 北斗星君으로도 불린다. 北斗星君은 北斗七星을 신격화한 것으로 언제부터인가 上中下 三台星과 함께 사람의 수명、부귀、빈천 등을 담당하는 신으로 여겨지게 되었다. 어떤 경전에 이르기를, 北斗는 眞皇老人의 명을 받아 天、地、水, 三官과 함께 지상의 인간이나 死者의 功、過、善、惡 을 조사한다. 주로 中天에 머무르면서 천지사방을 巡歷하며 모든 인간의 생사와 길흉화복을 관장한다고 쓰여 있다.

48) 그런데도 얼굴을~ 않음만 못하다: "narcissism"은 고대그리스신화 중에 연못 물에 비친 자기의 모습을 연모하여 빠져죽어서 수선화가 된 미모의 청년 나르시스에서 起因한 단어이다. 자기도취증 이라고 해석하는데 공주병、왕자병과 같은 뜻이다. 여성이 장시간 거울을 보는 것은 자기도취증이고 심해지면 더욱 화장에 몰두하고 분위기 있는 속옷까지 입으려고 한다. 이는 여성을 더욱 아름답게 만드는 여성본능이지만 심해지면 현실감각 특히 인간관계의 부조화를 초래한다.

49) 구기채(枸杞菜): 拘杞子나무의 뿌리、줄기、잎、열매 모두를 칭한다. 약용으로는 주로 열매인 拘杞子를 쓰고 다음이 뿌리의 껍질인 地骨皮를 쓴다.

○ 拘杞子: 氣味는 苦寒하고 無毒하다. 主治는 五內邪氣、熱中消渴、周痺風濕、下胸脇氣、客熱頭痛、利大小腸、明目安神。오래 먹으면 筋骨이 견고해지고 輕身不老한다.

○ 地骨皮: 氣味는 苦寒하다. 主治는 去腎家風、益精氣、去骨熱消渴、解骨蒸肌熱、風濕痺、表皮의 定處없는 風邪와 下焦의 肝腎虛熱을 다스린다.

50) 나쁜 꿈은 침묵하라: 꿈은 大別하여 豫知夢과 雜夢이 있는데 잡몽은 心神이 피로하여 오는 뒤숭숭한 꿈이고 예지몽은 주로 새벽에 꾸는 선명하여 기억에 남는 꿈이다. 문제 되는 것은 예지몽 중에서 凶夢인데 흉몽은 대개 꿈꿀 때 기분이 나쁜 경우이고 내용은 약간 고려할 만하다.

예지된 凶事를 吉祥으로 바꾸는 禳法을 소개하겠다.

元•李鵬飛《三元延壽參贊書•卷二旦暮避忌》曰, 眞人이 말하기를, 밤에 악몽을 꾸었거든 남에게 절대로 꿈을 말하지 말고 해 뜰 때 동쪽을 향해 입으로 물을 뿜고 나서 呪文을 말하기를, 나쁜 꿈은 풀과 나무에 붙고 좋은 꿈은 구슬과 옥이 되어라. 이렇게 하면 길하다.(眞人云 夜夢惡不須說 旦以水面東噀之 呪曰 惡夢着草木 好夢成珠玉 吉。)

이방법은 잠자리에서 일어나자마자 아무도 모르게 동쪽으로 가서 상록수를 향하여 실행해야 효과가 있다. 다른 방법은 잠자리에서 일어나기 전 눈을 뜨지 말고 "貊아! 내꿈을 먹어라!"라고 3번 나즈막하게 읊조린다. 맥은 神獸로서 악몽을 먹고 산다는 전설이 있다.

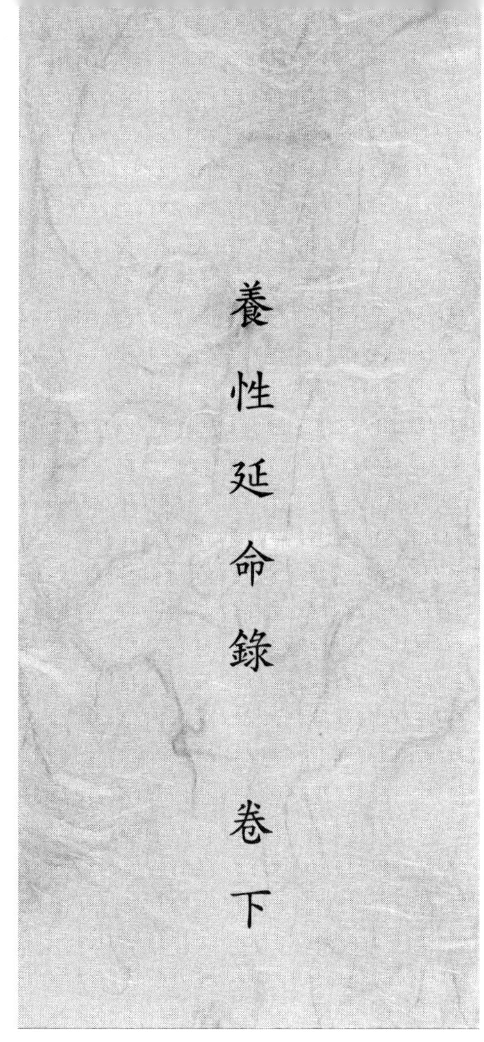

養性延命錄 卷下

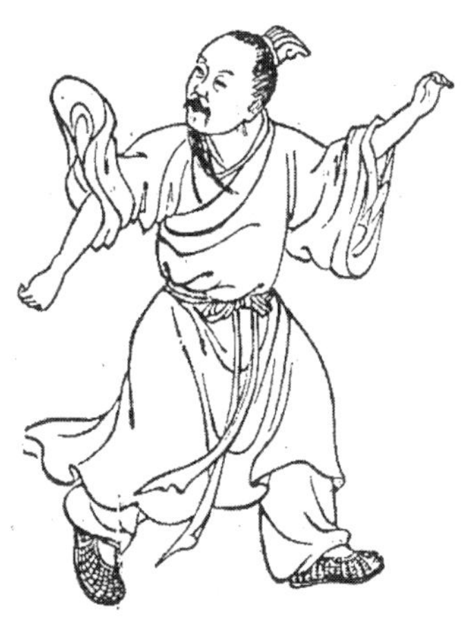

服氣療病篇第四

복기(服氣)[1]하여 병을 치료함.

元陽經曰、常以鼻納氣、含而漱滿、舌料脣齒、咽之、一日一夜得千咽、甚佳。當少飮食、飮食多則氣逆、百脈閉。百脈閉則氣不行、氣不行則生病。

《원양경(元陽經)》[2]에 이르기를, 항상 코로 공기를 들이마셔 가득 차게 되면 혀로 입술과 치아를 핥은 후에 삼켜라. 하루의 낮과 밤 동안에 천 번을 삼키면 매우 좋다.

음식은 마땅히 조금만 먹으라. 많이 먹으면 기역(氣逆)하여 백맥(百脈)이 막힌다. 백맥이 막히면 기(氣)가 통하지 못하게 되고 기(氣)가 못 통하면 병이 생긴다.

黃老經玄示曰、志者氣之帥也。氣者、體之充也。善者遂其生、惡者喪其形。故行氣之法、少食自節、動其形、和其氣血、心意專一、固守中外、上下俱閉、神周形骸、調暢四溢、修守關元、滿而足實、因之而衆邪自出。

《황노경현시(黃老經玄示)》에 이르기를, 지(志)는 기(氣)를 부리는 통수(統帥)이다. 기(氣)는 신체를 충실케 한다. 그러므로 행기(行氣)에 능한 자는 기(氣)로써 생명력을 더욱 왕성케 하고 행기에 미숙한 자는 몸을 손상시킨다.

그러므로 행기의 방법은, 적게 먹으며 스스로 절제하고 몸을 움직여서 기(氣)를 화창(和暢)케 하고 심(心)과 의(意)[3]를 오롯이 하나 되게 하여 상체의 7규(七竅)[4]와 하체의 2규(二竅)[5]를 막아 몸 안을 외부로부터 굳게 지키는 것이다. 그리하면 신(神)은 몸의 뼛속까지 두루 유통하게 되니 팔다리도 기력(氣力)이 넘친다. 이에 더하여 관원(關元)을 의수(意守)[6]하면 전신에 정(精)、기(氣)、신(神)이 충만하여 견실해져서 온갖 사기(邪氣)가 절로 달아난다.

彭祖曰、常閉氣納息、從平旦至日中、乃跪坐拭目、摩搦身體、舐脣咽唾、服氣數十、乃起行言笑。其偶有疲倦不安、便導引閉氣、以攻所患、必存其身、頭面九竅、五臟四肢、至于髮端、皆令所在。覺其氣雲行體中、起於鼻口、下達十指、末則澄和眞神、不須針藥灸刺。

팽조(彭祖)가 말하기를, 언제나 숨을 들이쉬면 폐기(閉氣)했다가 내쉬라.[7]

아침부터 정오(正午)사이에 무릎을 꿇은 채 눈을 부비고 전신을 안마하라. 그런 후 입술을 핥은 후 침을 모아 삼키고 나서 복기(服氣)를 수십 번 행하라. 그런 후 일어나 걸으며 담소(談笑)하라.

벗에게 통증、피곤、불안감이 있으면 수행인(修行人)은 먼저 도인술을 한 후 폐기(閉氣)하여 벗의 환부에 손을 대고 치료하되 반드시 벗의 몸이 보존되게 노력하라. 그리하여 벗의 머리、9규(九竅)、5장(五臟)、팔다리、머리카락 끝까지 전신에 기혈(氣血)이 유통케 하라.[8)]

평소 신체 각 부위에 기(氣)가 운행되고 있음을 자각하라. 기(氣)가 콧구멍으로 들어와서 열손 끝까지 도달됨을 느낄 정도면 건강하여 정신이 맑고 화평하니 침구(針灸)와 의약이 필요치 않다.

凡行氣欲除百病、隨所在作念之。頭痛念頭、足痛念足、和氣往攻之、從時至時、便自消矣。時氣中冷、可閉氣以取汗、汗出輒周身則解矣。

대저 행기(行氣)하여 온갖 병을 없애려거든 환부를 먼저 생각해야 한다. 즉 두통이 있으면 머리를 생각하고 발이 아프면 발을 생각하면 의념을 따라 화기(和氣)가 환부에 이르러 병이 낫게 된다. 이렇게 일정시간동안 행하면 병은 곧 저절로 소멸된다.

감기로 인하여 냉기(冷氣)가 몸에 침범했으면 폐기(閉氣)하여 땀을 내도록 하라. 온몸에서 홀연히 땀이 나면 감기가 즉시 낫는다.[9)]

行氣閉氣、雖是治身之要、然當先達解其理、又宜空虛、不可飽滿、若氣有結滯、不得空流、或致發瘡、譬如泉源不可壅遏。若食生魚、生菜、肥肉、及喜怒憂恚不除、而以行氣、令人發上氣。凡欲學行氣、皆當以漸。

행기(行氣)와 폐기(閉氣)는 몸을 다스리는 중요방법이므로 당연히 먼저 그 원리를 이해해야 한다.

뱃속은 항상 적당히 비어있어야 하니 배불리 먹으면 안 된다. 그리하여 기(氣)가 응결되어 막히면 원활히 유통되지 못하게 되며 창증(瘡症)이 생길 수도 있다. 이는 샘물의 근원을 막으면 안 됨에 비유할 수 있다. 만약 날물고기、생채(生菜)、비육(肥肉)、기쁨、분노、근심을 배제하지 않고 행기(行氣)하면 상기증(上氣症)이 생긴다.[10] 대저 행기(行氣)를 배우려면 당연히 점진적으로 수행(修行)해야 한다.

劉君安曰、食生吐死、可以長存、謂鼻納氣爲生、口吐氣爲死也。凡人不能服氣、終朝至暮、常習不息、徐而舒之、常令鼻納口吐、所謂吐故納新也。

유군안(劉君安)[11]이 말하기를, 생기(生氣)를 먹고 사기(死氣)를 토하면 장생할 수 있다. 이는 코로 생기를 들이마시고 입으로 사기를 토하는 것이다.[12] 만약 복기법(服氣法)을 모르면 아침부터 해질 녘까지 호흡이 정지되지 않게 서서히 부드럽게 되도록 코로 들이쉬고 입으로 내쉬라. 이를 이르러 "묵은 것을 토하고 새것을 들임(吐故納新)"이라고 한다.

服氣經曰、道者、氣也。保氣則得道、得道則長存。神者、精也。保精則神明、神明則長生。精者、血脈之川流、守骨之靈神也。精去則骨枯、骨枯則死矣。是以爲道、務寶其精。從夜半至日中爲生氣、從日中後夜半爲死氣。常以生氣時正僵卧、瞑目握固 握固者、如嬰兒之拳手、以四指押拇指也。閉氣不息、於心中數至二百、乃口吐氣出之、日增息。如此身神具、五臟安、能閉氣至二百五十、華蓋明、華蓋、眉也、耳目聰明、擧身無病、邪不干人也。

《복기경(服氣經)》[13]에 이르기를, 도(道)는 기(氣)이다. 기(氣)를 보존하면 득도(得道)하게 되고 득도하면 장생한다.[14] 신(神)은 정(精)이다. 정을 보존하면 신(神)이 밝게 되고 신이 밝아지면 장수하게 된다.[15] 정(精)이란 혈맥(血脈)안을 흐르는 액체이며 뼈를 지키는 영신(靈神)이다. 정(精)이 없어지면 뼈가 마르고 뼈가 마르면 죽는다.[16] 그래서 수도인(修道人)은 정(精)을 보배로 삼는다.

야반에서 일중(日中)까지는 생기(生氣)이고 일중에서 야반까지는 사기(死氣)이다. 언제나 생기의 시간에 올바르게 누워 눈을 감고 악고(握固)[17]를 하면 악고(握固)란 갓난아기의 주먹처럼 둘째、셋째、넷째、새끼손가락을 구부려서 엄지를 누른 채 주먹을 쥐는 것이다. 숨을 들이마셔 폐기(閉氣)한 채 마음속으로 일에서 이백까지 센 후 입으로 숨을 내쉬는데 날이 갈수록 오랫동안 폐기(閉氣)할 수 있도록 수련하라. 이같이 행하면 5장(五臟)이 평안해져 몸과 정신이 함께 완전해진다. 숨을 참은 채 250까지 셀 정도가 되면 화개(華

蓋)[18]가 밝아지고 화개(華蓋)는 눈썹이다. 눈과 귀가 밝아지고 잘 듣게 되며 몸 어느 곳에도 병이 없게 되고 사기(邪氣)가 몸에 침입하지 못한다.

凡行氣、以鼻納氣、以口吐氣、微而引之、名曰長息。納氣有一、吐氣有六、納氣一者、謂吸也。吐氣有六者、吹、呼、唏、呵、噓、呬、皆出氣也。凡人之息、一呼一吸、元有此數。欲爲長息吐氣之法、時寒可吹、時溫可呼。委曲治病、吹以去風、呼以去熱、唏以去煩、呵以下氣、噓以散滯、呬以解極。凡人極者、則多噓呬、道家行氣、率不欲噓呬。噓呬者、長息之忌也、此男女俱存法、法出於仙經。

대저 행기(行氣)란 코로 공기를 마시고서 입으로 공기를 내쉬는 것이다. 미약하고 길게 들이마시고 내쉬는 숨도 미약하고 길게 함을 장식(長息)이라고 하여 아름답게 여긴다. 들이마시는 숨은 방법이 하나이고 내쉬는 숨은 방법이 여섯이다. 들이마시는 숨은 한 방법뿐이니 코로 마시는 것이다. 그러나 내쉬는 방법은 여섯이니 취(吹)、후(呼)、시(唏)、커(呵)、수(噓)、씨(呬)라고 발성하면서 모두 입으로 내쉬는 것이다.[19]

대저 사람의 호흡은 한번 내쉬고 한번 들이쉼이니 이는 원래부터 있는 우주의 법칙이다. 코로 길게 들이마시고 입으로 내쉬는 이 방법은 한랭한 시기에는 취(吹)、온난한 시기에는 후(呼)라고 발성해야 하나니 이렇게 상황에 맞아야만 병을 고칠 수 있다. 취(吹)는 풍한(風寒)을 쫓아내고 후(呼)는 온열(溫熱)을 물리치고 씨(唏)는 번민(煩悶)을 제거하고 커(呵)는 기(氣)를 아래로 내려 보내고 수(噓)는 울체(鬱滯)를 풀며 씨(呬)는 피로를 푼다. 무릇 피로한 자가 수(噓)나 씨(呬)를 많이 발성하므로 도가(道家)에서 행기(行氣)할 때는 통상(通常) 수(噓)나 씨(呬)를 발성하지 않으려 한다. 특히 수(噓)나 씨(呬)는 장식(長息)에서는 피하려 한다. 이상의 행기법은 남녀 모두에게 해당되며 출전(出典)은 선경(仙經)이다.

行氣者、先除鼻中毛、所謂通神之路。若天露惡風、猛寒大熱時、勿取氣。

행기(行氣)하는 자는 우선 콧구멍속의 털을 제거해야 한다. 콧속은 신명(神明)과 통하는 길이기 때문이다. 만약 큰 안개、태풍、혹한(酷寒)、폭서(暴暑)가 있으면 이때 기(氣)를 취(取)하면 안 된다.[20)]

名醫論云、疾之所起、自生五勞、五勞旣用、二臟先損、心腎受邪、腑臟俱病。五勞者、一曰志勞、二曰思勞、三曰心勞、四曰憂勞、五曰疲勞。五勞則生六極、一曰氣極、二曰血極、三曰筋極、四曰骨極、五曰精極、六曰髓極。六極卽爲七傷、七傷故變爲七痛。七痛爲病、令人邪氣多、正氣少、忽忽喜怒悲傷、不樂飮食、不生肌膚、顔色無澤、髮白枯槁。甚者令人得大風、偏枯、筋縮、四肢拘急、攣縮、百關膈塞、羸瘦短氣、腰脚疼痛。此由早娶用精過差、血

氣不足、極勞之所致也。

《명의론(名醫論)》[21]에 이르기를, 모든 병의 시초는 5로(五勞)[22]에서 저절로 발생한다. 5로에 의한 발병을 간략히 설명하면, 심장(心臟)과 신장(腎臟), 두 장(臟)이 먼저 사기(邪氣)를 받아서 모든 장부(臟腑)가 병이 드는 것이다.

5로는 첫째 지로(志勞)、둘째 사로(思勞)、셋째 심로(心勞)、넷째 우로(憂勞)、다섯째 피로(疲勞)인데 5로에서 6극(六極)이 생긴다.

6극은 첫째 기극(氣極)、둘째 혈극(血極)、셋째 근극(筋極)、넷째 골극(骨極)、다섯째 정극(精極)、여섯째 수극(髓極)인데 6극은 7상(七傷)[23]으로 악화되어 변한다.

7상은 변하여 7통(七痛)이 되는데 7통의 병증은 사기(邪氣)가 많고 정기(正氣)는 적어 갑자기 빈번하게 즐거워하거나 분노하고 깊게 슬퍼하며 식욕이 감퇴되거나 살과 피부가 새로 생기지 않고 얼굴에 광택이 없으며 머리털은 윤기가 없이 마르고 희게 된다. 심하면 크게 중풍(中風)이 생기거나 신체일부가 마르고 근육이 위축되거나 팔다리가 땅기거나 오그라든다. 또한 전신의 기혈(氣血)이 막히거나 몸이 말라 수척해지기도 하고 호흡이 가빠지거나 허리와 다리에 통증이 생긴다. 이러한 증상은 어린 나이에 아내를 얻어 사정(射精)이 과도하여 혈기(血氣)가 부족해져서 몸이 극도로 손상되었기 때문이다.

凡病之來、不離於五臟。事須識根、不識者勿爲之耳。心臟病者、體有冷熱、呼吹二氣出之。肺臟病

者、胷背脹滿、嘘氣出之。脾臟病者、體上遊風、習習身癢、疼悶、唏氣出之。肝臟病者、眼疼、愁憂不樂、呵氣出之。

대저 병이 왔을 때는 5장(五臟)과 병이 분리되어 있지 않다. 그러므로 병을 고치려는 자는 반드시 병의 뿌리를 알아야지 알지 못하면 치료하지 못한다.

심장병자(心臟病者)로서 한냉한 자는 취(吹), 온열한 자는 후(呼)를 발성해야 하고 폐장병자(肺臟病者)는 가슴과 등이 가득 찬 느낌이 드니 수(嘘)를 발성하고 비장병자(脾臟病者)는 피부 위를 바람이 지나는 것 같으며 몸이 가렵고 통증이 있으며 가슴이 답답하니 시(唏)를 발성하고 간장병자(肝臟病者)는 안통(眼痛)이 있으며 근심하여 즐거워할 줄 모르니 커(呵)를 발성해야 한다.

已上十二種調氣法、依常以鼻引氣、口中吐氣、當令氣聲逐字吹、呼、嘘、呵、唏、呬吐之。若患者依此法、皆須恭敬用心爲之。無有不差愈病、長生要術。

이상의 12종의 조기법(調氣法)[24]은 코로 숨을 들이마셔 입으로 발성하며 토하는 방법으로 의당히 문자의 음(音)에 따라 취(吹)、후(呼)、수(嘘)、커(呵)、시(唏)、씨(呬)라고 발성해야 한다. 만약 환자가 이 방법을 공경하여 실천한다면 치유되지 못할 병은 없으니 이는 병만 나을 뿐 아니라 장생까지 할 수 있는 중요한 도술(道術)이다.

【註 解】

1) 복기(服氣): 호흡수련. 목적에 따라 수많은 호흡법이 있다. 治法用으로는 吐故納新의 원리에 의한 六字訣이 대표적이고 養生兼修道用으로는 호흡의 수를 세는 數息法이 있고 호흡을 바라보는 觀息法이 있으며 호흡을 조절하는 調息法이 있고 白眉라 할 수 있는 최상의 胎息法이 있다. 수식법과 관식법은 凝神을 위한 명상법으로 南方佛敎의 禪法인 Vīpasana와 동일하다. 그러나 조식법과 태식법은 仙道特有의 功法으로 蓄氣하여 成仙하는 것이 그 목적이다.

   한국의 仙道는 예부터 중국의 영향을 받아 胎息法을 수련하였고 일본은 자체적으로 발생한 仙道가 있어 주로 出長息의 逆式呼吸이 主宗을 이루고 있다.

2) 《원양경(元陽經)》: 葛洪 《抱朴子•內篇•遐覽》에 《元陽子經》이라는 명칭이 보이는 것으로 보아 東晉初 혹은 그 전에 세상에 출현한 것으로 思料된다. 현재 전하지 않는다.

3) 심(心)과 의(意): 心은 평소 가지고 있는 주관、철학、성품 등이고 意는 當時、當處에 일시적으로 지닌 느낌、의욕 등이다. 그러므로 사물에 대한 개인적인 心과 意가 상반될 때도 있다.

4) 상체의 7규(七竅): 양 눈、양 귀、양 콧구멍、입.

5) 하체의 이규(二竅): 성기、항문. 그러나 여성은 성기에 一竅가 더 있어 모두 十竅이니 十은 완성의 수이므로 神秘學이나 一部 易學에서는 여성을 남성보다 더 완전한 인간으로 본다. 중국의 전통민간종교 白蓮教、一貫道 등에서는 하느님、창조주를 간략하여 "老母님"이라고 칭한다.

6) 관원(關元)을 의수(意守)하면: 마음과 뜻을 關元에 둔다. 관원을 생

각한다는 뜻이다. 意守하면 以意領氣의 원리에 의하여 氣가 자연히 관원으로 모여들어 水昇火降이 이루어지면서 건강해지므로 예부터 修道人들이 제일 多用했던 방법이다.

○ 關元: 신체 정중앙을 下注하는 任脈의 소속혈로 臍下3寸이다. 主治는 陽痿、遺精、頻尿、小便不通、下腹痛、子宮病、月經不調、虛弱이다. 强壯要穴로 예부터 養生家、修行人 들이 多灸하며 意守하였다.

7) 언제나 숨을~ 내쉬라: 체력을 증강시키는 대표적인 호흡법이다. 閉息은 止息이라고도 하며 숨을 참는 것인데 이때는 반드시 上鵲橋(혀를 입천장에 댐)와 下鵲橋(항문을 조임)을 해야지 任脈과 督脈이 상통하며 泄氣가 되지 않아 효과가 있다. 오래 참을수록 좋으나 잘못하면 부작용이 심하니 병자、허약자는 삼가는 게 좋다.

8) 벗에게 통증、~ 유통케 하라: 氣治療의 방법이다. leiki、안수기도 등의 명칭도 있다. 기치료는 시술자가 환자보다 체력과 靈性이 高强하며 환자를 사랑할수록 효과적이다. 理는 体요 氣는 用使이므로 사랑은 天地의 好生之德의 표현이므로 天意에 부합되니 좋은 결과는 당연하다.

시술자가 大道人이면 환자에게 손대지 않고 기도만 해도 즉시 치유되고 大聖人이라면 곁에만 가도 그의 慈悲의 靈波에 쪼여 저절로 낫는다.

9) 감기로 인하여~ 즉시 낫는다: 閉氣, 즉 숨을 참으면 몸이 더워져서 땀이 나니 몸에 축적되어있던 冷氣가 熱氣에 의해 녹아 없어지고 그 餘分이 땀으로 배출된다. 그러므로 무덥게 느껴지기만 해도 땀 없이 감기는 낫는다. 티베트에서는 라마승들이 춥거나 감기증세가 있으면 “tumo”라고 하는 호흡법을 행하는데 원리는 이와 같다.

감기에 땀을 내면 치유된다는 원리를 안다면 술、생강차、매운탕、찜질방이 감기약보다 탁월함을 알 수 있다.

10) 만약 날물고기、~ 상기증(上氣症)이 생긴다: 날물고기、생채、비육 등은 복통、설사、소화불량을 일으키니 行氣하는데 방해가 되고 기쁨、분노、근심을 지닌 채 行氣하면, 上焦는 淸心虛靜해야 腎氣가 전신에 유주하는데 그렇지 못하여 結氣、聚氣되어 각종 상초질환을 일으킨다.

○ 上氣症: 氣가 가슴과 머리부위로 逆上하여 생기는 질환. 두통、안면홍조、口渴、胸悶、不眠、鼻塞、頸項强直、肩凝症 등으로 모든 상초질환은 水昇火降해야만 낫는다.

11) 유군안(劉君安): 東漢의 方士 劉根, 字는 君安이다. 京北(西漢의 수도 長安)人인데 젊어서 五經에 정통하여 漢朝의 孝成帝 綏和2年에 孝廉으로 선정되어 郎中에 임염되었으나 관직을 버리고 仙道를 배워 嵩山(河南省 登封縣)동굴에 은거하였다. 그곳은 낭떠러지 위에 있어 밑으로 5만 여척을 내려다볼 수 있는 곳이었는데 사계절 모두 나체로 지내니 몸에서 털이 자라 1~2척이나 되었다. 얼굴은 14,15세 정도로 보였는데 눈은 들어가 있고 수염은 모두 황색으로 3,4촌이 되었다. 太守인 衡氏가 말하기를, 자신의 선조 중에 유근과 같은 나이의 사람이 王莽時代에 번번이 사람을 보내어 유근을 초빙하였으나 불응하였다고 하였다. 그 후 등봉현에 疫病이 돌자 후임태수가 현내의 역병제거를 청하자 禳法을 알려주어 역병을 몰아냈다.

유근을 여러 번 방문했던 使官 王珍이 유근에게 仙道를 물으니 답하기를, 나는 華陰山에서 韓衆天仙을 만나 成仙의 要訣을 배웠다. 천선께서 말씀하시기를, 房中術、行氣、導引、神藥을 모르고서는 신선이 될 수 없다. 그중 제일 중요한 것은 丹藥을 먹는 것이다. 九轉還丹을 먹으면 즉시 승천하고 다음이 雲母와 雄黃인데 이를 먹으면 귀신을 부리고 변신하며 長生할 수 있다. 草木藥은 治病하고 補精하여 젊음을 보존할 수 있으나 不死하지는 못한다. 장생코자 하면 먼저 체내의 三尸를 제거해야 한다.

유근은 그 후 鷄頭山에 들어가 神仙이 되었다.

12) 생기(生氣)를 먹고~ 사기를 토하는 것이다: 체내의 濁氣와 대비하여 외부의 淸新한 공기를 生氣라고 하며 탁기를 입으로 내뿜는 이유는 충분히 많은 양을 내보내기 위해서이다.

天地의 生氣는 보통 名山중의 경치가 좋은 절벽 끝、奇岩근처가 정상보다 질도 좋고 강력하며 많다.

高質의 生氣는 조금만 먹어도 어지럽고 힘이 솟는다.

다른 의미의 生氣는, 하루를 午前과 午後로 나누어 오전12시간의 氣를 말한다. 오전은 밤12시32분부터 다음날 오전 11시 31분까지이다.

13) 《복기경(服氣經)》: 동일한 명칭이 무수히 많으므로 作者와 完名을 알 수 없다.

14) 도(道)는~ 장생한다.

太和所謂之道、太和、和之至也。道者、天地人物之通理、卽所謂太極也。陰陽異撰、而其絪縕于太虛之中、合同而不相悖害、渾淪無間、和之至矣。未有形器之先、本無不和、旣有形器之后、其和不失、故曰太和。**宋•張載 《張子正蒙•太和篇》**

太和를 道라고 이른다. 太和는 和의 지극함이다. 道란 天、地、人、物에 通해있는 理인데 이를 太和라고 이른다. 陰陽은 서로 다르게 잡아당겨 太虛중에 엉키어 함께 같이 있으면서 서로에게 해를 끼치지 않는다. 陰陽은 이렇게 빈틈없이 渾成되어있으니 和의 지극함이다. 음양은 아직 형체이전에 있지 않을 때 본시 서로 不和함이 없고 이미 형체이후에 있어도 和를 잃지 않으므로 太和라고 한다.

陰氣와 陽氣는 서로 잡아당겨 太和의 상황으로 太虛중에 있으니 太虛와 同名인 道이다.

由太虛、有天之名、由氣化、有道之名、合虛與氣、有性之名、合性與知覺、有心之名。《張子正蒙•太和篇》

太虛에서 유래한 것을 天이라고 이름하고 氣化에서 유래한 것을 道라고 이름하고 太虛에 合하고 氣化와 함께 있는 것을 性이라 이름하고 性과 합하고 知覺 과 함께 있는 것을 心이라고 이름 한다.

夫道、有情有信、無爲無形。可傳而不可受、可得而不可見。《莊子•大宗師》

대저 道는 그 情況이 있고 증거가 있으며 아무런 일도 않은 것 같고 형체가 없다. 전할 수 있는데 받을 수 없고 얻을 수 있는데 볼 수는 없다.

15) 신(神)은~ 장수하게 된다: 三寶인 精、氣、神은 서로가 生하게 하나 神은 氣보다도 水液인 精에 根基를 두고있다. 인간이 시초의 수정란의 상태일 때는 水液인 精안에 氣와 神魂이 몸담고 있다. 인간의 心身과 능력은 수정란 때에 결정이 되는데 최초원질인 수정란이 實하여 태아→출생→성장한 경우는 강한 체력에 I.Q도 높다. 세계의학통계로 보아도 어느 시대、어

느 민족、국가든 사회적으로 각 분야에 성공한 사람들이 장수하였는데 그 원인을 현대의학에서는 충분한 영양섭취、위생관념、자기관리 등에 둔다. 그러나 仙道의 관점으로는 이는 그 원인의 20~30%를 넘지 못한다. 왜냐하면 이들은 유아 때부터 다른 아기들보다 認知能力、체력 등이 좋아 먹는 것을 비롯한 환경이 보통보다 열악하거나 비슷했어도 모든 면에서 보통아이보다 우수했기 때문이다.

16) 정(精)이 없어지면~ 마르면 죽는다: 가끔 매스컴에서 발표하기를, 옛 사람의 시신을 발견하고서 매장의 토질、습도、통풍 등이 좋아서 보존이 잘 되었다고 한다. 그러나 이는 대부분 틀린 말이다. 굳이 맞는다면 10%~ 20%이다. 몸에 精氣神이 충만하면 시체의 부패가 더디고 뼈에 精이 충만하면 뼈가 오랜 세월이 흘러도 썩지 않는다. 수년전 아프리카 사하라사막에서 발견된 유인원의 두개골이 700만년 된 것으로 방사선동위원소측정으로 밝혀져 인류의 역사를 다시 정하게 되었는데 어느 학자도 보존상태양호를 들먹이지 못했다. 어떤 상황에서도 700만년을 보존할 수는 없었기 때문이다. 즉 그 유인원은 뼈에 精이 지극히 농밀하게 함유되었기 때문이다. 아마도 체력은 현대인의 300배 정도일 것으로 추정된다. 이런 예는 仙道가 아니면 설명이 불가능하다.

17) 악고(握固): 道家의 대표적 手印인데 佛敎에서는 金剛拳이라 하고 요가에서는 "tse mudra"라고 부른다. 효과는 安魂定魄이다. 즉 영혼과 마음이 안정된다는 뜻이다.

역자가 경험한 바에 의하면, 신생아、영아는 누구나 握固를 하는데 3、4세 때부터 않게 되고 가끔 성인 중에서도 악고를 하는 사람을 보게 되는데 이런 사람들은 모두 어린 아이처럼 천진스럽다.

동서양에 대학교육제도가 생긴 이래 세계적으로 한의학계、현대의학계에서 악고에 대한 연구논문 한편이 없음을 볼 때 인체는 아직도 무궁한 미지의 영역이라고 여겨지며 握固와 魂魄과의 관계는 과학으로 풀 수 없는 神秘라고 판단한다.

18) 화개(華蓋): 우산처럼 생긴 햇볕가리개이다. 그러나 한의학에서는 肺의 異名이고 仙道에서는 인체의 일부、臟器를 칭하는 상징어이다. 그러나 본서에서는 호흡 수련을 설명하였으므로 눈썹이 아니고 肺로 봄이 정당하다.

① 肺이다: 《黃庭內景經•肺部章》曰, 肺部의 宮은 華蓋와 같다.(肺部之宮 似華蓋) 《靈樞經•師傳》曰, 5장6부는 肺가 그 덮개가 된다.

② 눈썹이다: 《黃庭內景經•天中章》曰, 눈썹의 명칭은 華蓋이다. 안구를 덮고 있다.(眉號華蓋 覆明珠)

③ 泥丸宮: 《元始無量度人上品妙經內義》曰, 華蓋는 圖蓋로서 百關이 모두 모이는 穴이며 萬神이 朝宗하는 곳이니 腦際의 泥丸이다.(華蓋也名圖蓋 乃百關總會之穴 萬神朝宗之所 卽泥丸腦際是矣。)

④ 經穴名이다: 《帝針灸甲乙經》曰, 華蓋는 任脈經에 속하고 胸骨正中線上에서 옆으로 第一肋隙處에 있다. 主治는 咳嗽、氣喘、胸痛、咽喉痛이다.

원문의 내용이 호흡 수련하여 肺를 강화하는 것으로 보아 화개는 肺를 지칭하는 것이 맞고 原文註의 눈썹은 착오이다.

19) 그러나 내쉬는~ 모두 입으로 내쉬는 것이다.

○ 五臟과 相應發音

肝	心	脾	肺	腎	三焦
嘘	呵	呼	呬	吹	嘻
hsū	kē	hū	ssī	chūi	hsī
수	커	후	씨	취	시

六字訣은 모두 熱性實症에만 사용하니 寒性虛症에 사용하면 더욱 악화된다. 방법은 시간과 장소에 구애받지 말고 적당한 발음을 적당한 횟수로 행하는 것이다. 그러나 주의할 점은 언제나 한 가지 발성만 해야지 두 가지 이상 발성을 교대로 하면 五臟五行이 相克을 일으켜 부작용이 생긴다. 그리고 발성은 들리게 하는 법과 마음으로만 발성하며 입모양을 발성형태대로 하는 법이 있는데 증상이 극심한 경우는 발성해야만 강력하여 속히 치료된다. 만약 五臟導引法을 안다면 이에 맞추어 행하면 극히 좋다.

本書 此段의 "한랭한 시기에는 취(吹)라고 발성해야 하나니"와 "行氣때와 長息에서 수(嘘)나 씨(呬)를 피한다."는 按考할 필요가 있다. 왜냐하면 《壽親養老新書》、《遵生八箋》、《修齡要指》、《夷門廣牘》、《類修要訣》、《勿藥元詮》등의 양생서에는 이런 말이 없으며 원칙에서 어긋나기 때문이다. 元•鄒鉉 《壽親養老新書》에 이르기를, 六字法은 모두 필수적으로 呼는 瀉하고 吸은 補한다.(六字法 幷須呼以瀉之吸以補之。)

그러므로 六字訣을 행함에 있어 시기、상황、관습에 따른 발성금기는, 五臟實熱症에 기본원칙의 실행에 위배된다. 즉 아무리 추울 때라도 腎臟에 實熱이 있으면 취(吹)를 발성해야 하고 아무리 行氣、長息、관습、피로하더라도 肝熱實症이면 수(嘘)를 발성하는 것이 맞다. 이는 實熱症이 아닌 자의 부작용이 전해져 正論化되었다고 思料된다.

20) 만약 큰 안개、~ 안 된다: 日氣가 극히 불순한 날은 氣또한 정상적이지 못하고 不良하므로 取得해서는 안 된다. 큰 안개 시에는 瘴氣에 감염되기 쉽다. 이중에서 제일 주의해야할 날은 태풍 부는 날이니, 태풍 속에는 남태평양、서해、동해 등의 해저에 있는 수백만 년 된 痧風이 함유되어 있을 수도 있어 만약 그러한 바람을 맞으면 痧風症으로 인해 사망하거나 발병하게 된다.

21) 《명의론(名醫論)》: 漢末의 名醫 張仲景의 《傷寒雜病論》이다. 본서의 此段은 그중의 《金匱要略方論•臟腑經絡先後病脈證第一》에서 인용하였다.

22) 5로(五勞): 본서 此段의 五勞는 張仲景이 定한 것이다. 正說은 肝勞、心勞、脾勞、肺勞、腎勞 이다. 勞는 기능저하를 의미한다.

23) 7상(七傷): 《醫學入門》에 의하면, 陰塞、陰痿、裏急、精滑、精少、精漏、小便數이다. 《醫宗金鑑》에 의하면, 陰汗、精塞、精滑、精少、囊下濕癢、小便澀澀、夜夢陰人인데 小便赤熱症을 공통으로 지닌다고 하였다.

24) 조기법(調氣法): 氣를 조화롭게 하는 방법. 대체로 호흡법을 지칭하나 廣義로 導引法을 포함시키기도 한다.

導引按摩篇第五

팔다리를 굽혔다 펴며 잡아당김과 몸을 누르거나 쓰다듬기

導引經云、清旦未起、先啄齒二七、閉目握固、漱滿唾、三咽氣、尋閉不息自極、極乃徐徐出氣、滿三止。便起狼踞鵄顧、左右自搖、亦不息自極、復三。便起下牀、握固不息、頓踵三。還上一手、下一手、亦不息、自極三。又叉手項上、左右自了捩、不息、復三。又伸兩足、及叉手前却、自極、復三。皆當朝暮爲之、能數尤善。

《도인경(導引經)》[1]에 이르기를, 아침에 해뜨기 전 잠에서 깨어 도인술(導引術)을 다음의 순서대로 행하라.

① 정좌한 후 눈을 감고 악고(握固)한다.

② 위아래의 치아를 서로 부딪치기를 14번 행한다.

③ 입안에 침을 가득 모아 삼키기를 3번 행한다.

④ 코로 숨을 서서히 들이마시어 견딜 수 없을 때까지 오래 동안 참았다가 코로 숨을 서서히 내쉰다. 이렇게 3번 한다.

⑤ 늑대처럼 팔다리를 바닥에 짚고서 몸이 허락되는 한도까지

고개를 뻗거나 뒤를 돌아보며 온몸을 좌우로 흔든다. 이렇게 좌우를 각각 3번한다.

⑥ 침상에서 내려와 자연스럽게 서서 양손은 악고(握固)한 채 늘어뜨리고서 양 발뒤꿈치를 높이 들었다가 급히 "쿵"하고 내려 찧는다. 이렇게 3번한다.

⑦ 제자리에 서서 어깨를 축으로 하여 한 팔은 수직으로 들어 올려 하늘을 향해 힘을 다해 찌름과 동시에 다른 팔은 내려뜨려 땅을 향해 힘을 다해 찌르는 동작을 쉬지 않고 반복하기를 왼손 3번 오른손 3번을 행한다.

⑧ 제자리에 서서 양손바닥이 하늘을 향하게 깍지 낀 후 몸을 좌우로 그침 없이 최대한 비튼다. 이렇게 좌우 각각 3번한다.

⑨ 제자리에 서서 양손바닥이 땅을 향하게 깍지 낀 후 무릎을 편 채로 상체를 앞으로 최대한 굽혀 양손바닥이 땅을 향하게 했다가 상체를 일으키며 양손바닥을 머리 위로 올려 하늘을 밀면서 상체를 최대한 뒤로 굽혀 뒤를 민다. 이렇게 짝을 이루어 3번한다.

이 방법들은 마땅히 아침저녁으로 행하는데 가능하여 여러 차례 할 수 있다면 크게 좋다.

平旦以兩手掌相摩令熱、熨眼三過、次又以指搔目四眥、令人目明。

아침에 양손바닥을 서로 비벼서 열이 나게 하여 손끝과 손바닥으로 눈이 뜨거워지도록 안마하라. 이렇게 하기를 3번하라. 또한 평소에도 눈의 사방가장자리를 손끝으로 긁듯이 누르면 눈이 밝게 된다.

按經文、拘魂門、制魄戶、名曰握固、與魂魄安門戶也。此固精明目留年還魄之法、若能終日握之、邪氣百毒不得入 握固法、屈大拇指於四小指下把之。積習不止、眼中亦不復開。一說云、令人不遭魔魅。

경문(經文)을 살펴보면, 혼문(魂門)[2]을 다스리고 백호(魄戶)[3]를 제압하는 방법이 있으니 이름 하여 "악고(握固)"이다. 악고는 혼백(魂魄)이 드나드는 문호(門戶)를 평안케 한다. 뿐만 아니라 악고는 고정(固精)[4]하고 눈을 밝게 하며 나이를 먹지 않게 하고 환백(還魄)[5]케 한다. 만약 하루 종일 악고를 한 채 지내면 사기(邪氣)와 온갖 독이 몸에 침입하지 못한다. 악고법(握固法)은 엄지를 쥔 후 나머지 네 손가락으로 그 위를 덮어 쥐는 것이다. 악고가 습관이 되어 언제나 그침이 없어야 하며 마음속으로도 손바닥이 다시 펴지면 안 된다. 일설(一說)에는 악고를 하면 온갖 잡귀、도깨비 등을 만나지 않는다고 하였다.

內解云、一曰精、二曰唾、三曰淚、四曰涕、五曰汗、六曰溺、皆所以損人也。但爲損者、有輕重耳。人能終日不涕唾、隨有漱滿咽之。若恒含棗核咽之、令人愛氣生津液、此大要也 謂取津液、非咽核也。

《내해(內解)》[6]에 이르기를, 첫째는 정(精)、둘째는 침、셋째는 눈물、넷째는 콧물、다섯째는 땀[7]、여섯째는 소변, 이 여섯 가지는 잘못 배출되면 사람에게 해롭다. 그 해로움은 단지 가볍고 무거움의 차이만 있을 뿐이다.

사람은 하루 종일 침을 뱉거나 콧물을 흘리지 말고 침이 솟는 대로 입안에 가득 모아 삼켜야 한다. 만약 언제나 입안에 대추씨를 굴리고 있으면 침이 더욱 잘 솟는다.[8] 이상은 기(氣)를 아끼고 진액(津液)을 생기게 하는 큰 요점이다. 진액을 모으라는 뜻이니 대추씨는 삼키지 말라.

常每旦啄齒三十六通、能至三百彌佳、令人齒堅不痛。次則以舌攪漱口中津液、滿口咽之、三過止。次摩指少陽令熱、以熨目、滿二七止、令人明目。

언제나 매일 아침에 일어나 다음의 도인술(導引術)을 순서대로 행하라.

① 위아래의 치아를 36번 부딪쳐라. 300번이 가능하다면 매우 좋다. 이렇게 하면 치아가 견고해져 치통(齒痛)이 생기지 않는다.

② 혀로 입안을 훑아 입안에 침이 생겨 가득 차거든 삼켜라. 이렇게 3번하라.

③ 소양지(少陽指)[9]를 비벼서 열이 나게 하여 소양지로써 눈을 뜨겁게 지압하라.[10] 이렇게 14차례 행하면 눈이 밝게 된다.

每日初起、以兩手掩兩耳極上下、熱挼之二七止、令人耳不聾。次又啄齒、漱玉泉三咽。縮鼻閉氣、右手從頭上引左耳、二七、復以左手從頭上引右耳、二七止、令人延年不聾。次又引兩鬢髮擧之、一七。則總取髮兩手向上、極勢擡上、一七、令人血氣通、頭不白。

매일 아침에 잠자리에서 일어나 다음의 도인술을 순서대로 행하라.

① 왼손바닥은 왼쪽 귀를 오른손바닥은 오른쪽 귀를 덮어 싼 채로 최대한 상하로 마찰하여 귀에서 열이 나게 하라. 매일 14번 행하면 귀가 들리지 않는 병이 생기지 않는다.

② 치아를 여러 차례 부딪친 후 입안에 침을 모아 삼키기를 3번 하라.

③ 코로 숨을 들이마셔 참은 후에 오른손을 머리위로 올려 왼쪽 귀를 잡아당겨라. 숨을 내쉼과 동시에 오른 손을 원위치에 두라. 이렇게 14번하라. 반대로도 14번하라. 이렇게 하면 장수하면서 귀도 안 들리는 병이 없게 된다.

④ 양손으로 좌우의 머리카락이나 수염을 쥐고서 위로 잡아당긴다. 이렇게 7번 행하라.

⑤ 양손으로 머리 윗부분과 뒷부분의 머리털을 함께 움켜쥐고 위를 향해 최대한 아플 만큼 당겨라 이렇게 7번 행하라. 이대로 행하면 두피(頭皮)에 혈기(血氣)가 유통되어서 머리가 세지 않게 된다.

又法、摩手令熱以摩面、從上至下、去邪氣、令人面上有光彩。又法、摩手令熱、擂摩身體、從上至下、名曰乾浴、令人勝風寒、時氣、熱頭痛、百病皆除。夜欲卧時、常以兩手揩摩身體、名曰乾浴、辟風邪。峻坐、以左手托頭仰、右手向頭上、盡勢托以身、幷手振動三、右手托頭、振動亦三、除人睡悶。

다른 방법. 양손바닥을 비벼 열이 나게 하여 얼굴을 위에서 아래로 마찰하라. 그러면 사기(邪氣)를 제거하게 되고 얼굴에서 광채가 나게 된다.

또 다른 방법. 양손바닥을 비벼서 열이 나게 하여 신체를 위에서 아래로 힘주어 누르듯이 마찰하라. 이를 "마른 목욕(乾浴)"이라고 한다. 마른 목욕을 하면 풍한(風寒)을 이기고 감기、발열두통과 온갖 병을 모두 제거할 수 있다. 밤에 잠들기 전에 양손바닥을 비벼서 열이 나게 하여 신체를 마찰하는 것도 "마른 목욕(乾浴)"이라고 부르는데 풍사(風邪)를 물리치는 효과가 있다.

두 다리를 앞으로 뻗고 앉아 왼손바닥은 턱을 받친 채 위를 향해 밀어서 고개가 뒤로 젖혀지게 노력하고 오른손바닥은 정수리에 대고 아래로 눌러서 고개가 뒤로 젖혀지지 않게 하라. 양손이 서로 힘을 다해서 양손이 모두 떨릴 정도가 되게 하라. 이렇게 3번하라. 손을 반대로 바꾸어서 동일한 요령으로 3번하라. 이렇게 하면 수민증(睡悶症)[11]을 고치게 된다.

平旦、日未出前、面向南峻坐、兩手托髀、盡勢振動

三、令人面有光澤。平旦起、未梳洗前、峻坐、以左手握右手於左髀上、前却盡勢挼左髀三、又以右手握左手於右髀上、前却挼右髀亦三、次又叉兩手向前、盡勢推三、次叉兩手向胸前、以兩肘向前、盡勢三、次直引左臂、拳曲右臂、如挽一斛五斗弓勢、盡力爲之、右手挽弓勢亦然。次以右手托地、左手仰托天盡勢、右亦如然。次拳兩手向前築、各三七次、拳左手盡勢向背上握指三、右手亦如之。療背膊臂肘勞、氣數爲之彌佳。

아침 해가 뜨기 전에 잠자리에서 일어나 남쪽을 향하여 두 다리를 뻗고 앉아 양손으로 각각 허벅다리의 최상단부에서부터 누르면서 발끝을 향해 나아가 양손이 발끝에 닿아 몸이 떨리게 하라. 이렇게 3번을 하면 얼굴에 광택이 있게 된다.

아침에 일어나 세수하고 머리 빗기 전에 다음의 도인법을 순서대로 행하라.

① 두 다리를 뻗고 앉아 왼손으로 오른 손목을 쥐고서 오른손바닥이 왼 허벅다리 최상부에 닿게 하여 양손으로 힘주어 누르면서 왼발 끝 방향을 향해 힘껏 나아가 마지막에는 왼발 끝에 오른손바닥이 닿게 한다. 이렇게 3번을 한다. 동일한 요령으로 손발을 바꾸어 3번을 행한다.

② 두 다리를 뻗고 앉아 양손을 깍지 끼어 양손바닥이 앞을 향하게 하여 발끝에 닿도록 힘껏 민다. 이렇게 3번을 행하라.

③ 두 다리를 뻗고 앉아 양손을 깍지 끼어 손바닥이 앞을 향하게

하여 가슴 앞에서 수평으로 힘껏 밀어 양 팔꿈치가 펴질 정도로 한다. 이렇게 3번을 행한다.

④ 일어서서 왼발을 한 발 앞에 딛고서 왼 팔을 주먹 쥔 채 들어 가슴 앞에서 앞을 향해 힘주어 밀면서 동시에 오른 주먹을 가슴 앞에서 힘을 다해 뒤로 당겨 오른 팔꿈치가 구부러지게 하라. 일곡오두(一斛五斗)의 근력으로 활줄을 당기듯이 하라. 동일한 요령으로 양발과 팔을 바꾸어 반대로 행하라.

⑤ 양다리를 가지런히 붙이고 서서 오른손목을 꺾어 힘을 다해 손바닥으로 땅을 누르고 왼 손목을 꺾어 힘을 다해 손바닥으로 하늘을 받쳐 민다. 좌우를 바꾸어 행한다.

⑥ 어깨넓이로 양손을 굳게 주먹 쥐고 앞을 타격하기를 교대로 하여 좌우주먹을 각각 21차례 행하라.

⑦ 어깨 넓이로 서서 왼손을 힘을 다해 왼 어깨 뒤로 넘겨 오른쪽 등을 움켜잡아라. 이렇게 3번하라. 동일한 요령으로 오른손으로 3번을 행하라. 이렇게 하면 팔、팔꿈치、어깨、등의 피로를 풀 수 있다. 여러 번 하면 더욱 좋다.

平旦便轉訖、以一長柱杖策腋、垂坐脚於牀前、徐峻、盡勢掣左脚五七、右亦如之。療脚氣、疼悶、腰腎間冷氣、冷痺及膝冷脚冷、並主之。日夕三掣彌佳。勿大飽及忍小便。掣如無杖、但遺所掣脚不著地、手扶一物亦得。

아침에 잠자리에서 일어나 대소변을 마친 후 마당에 선다. 지팡이로 오른 겨드랑이를 받치고 오른 다리로만 서서 왼 발을 전후좌우 중 임의로 한 방향으로 높이 들어 올려 뻗고 비틀고 흔든다. 이렇게 35번 행한다. 동일한 요령으로 반대쪽으로도 행한다.[12)]

이 방법을 행하면 각기(脚氣), 가슴이 답답한 증상, 허리와 신장(腎臟)사이의 냉기(冷氣), 한냉성 신경통, 무릎이 시린 증상, 다리가 차가운 증상이 치유된다. 아침, 점심, 저녁, 하루에 3번 실천하면 매우 좋다. 그러나 크게 배부르거나 소변을 참은 채 행하지는 말라.

만약 지팡이가 없으면 단지 한쪽 다리만 들고 땅에 닿지 않으면 된다. 또한 한 손으로 벽이나 나무를 짚고서 해도 좋다.

> 晨夕以梳梳頭滿一千梳、大去頭風、令人髮不白。梳訖、以鹽花及生麻油搓頭頂上彌佳。如有神明膏、搓之甚佳。旦欲梳洗時、叩齒一百六十、隨有津液便咽之。訖以水漱口、又更以鹽末揩齒、卽含取微酢、清醬半小合許熟漱、取鹽湯吐洗兩目。訖閉目以冷水洗面、必不得遣冷水入眼中、此法齒得堅淨、明目無淚、永無 齒。平旦洗面時、漱口訖、咽一兩咽冷水、令人心明淨、去胸臆中熱。

새벽과 저녁에 머리에 빗질하기를 각각 천 번하라. 그러면 두풍(頭風)을 크게 물리치게 되고 머리가 희지 않게 된다. 빗질을 마친 후에 가는 소금[13)]이나 참기름[14)]으로 정수리를 마찰하면 매우 좋다. 신명고(神明膏)[15)] 같은 약으로 마찰하면 더욱 좋다.

아침에 잠자리에서 일어나 세면(洗面)하고 머리 빗기 전에 치아를 160회 부딪친 후 입안에 침을 모아 삼키고 나서 물로 양치질하라. 더욱 좋은 방법은 소금가루로 치아를 문지른 다음 그 상태에서 담백한 식초와 맑은 간장[16]을 반씩 섞어 작은 양으로 만들어 입에 넣고 오래 동안 충분히 양치질하라.

따뜻한 소금물로 안구(眼球)를 씻은 후 눈을 감은 채 찬물로 얼굴을 씻어라. 그러나 절대로 찬물이 눈에 들어가서는 안 된다. 이상의 방법을 행하면 치아가 깨끗하고 견고하여 영구히 충치가 없게 된다. 또한 눈은 밝아지고 눈물이 없게 된다.

아침에 세면할 때 양치질을 마친 후 찬물 한 냥(一兩)을 먹어라. 그러면 마음이 맑고 밝아져 흉중(胸中)에 열이 없게 된다.

譙國華陀善養生、弟子廣陵吳晉、彭城樊阿、受術於陀。陀語晉曰、人體欲得勞動、但不當使極耳。人身常搖動、則穀氣消、血脈流通、病不生、譬猶戶樞不朽是也。古之仙者、及漢時有道士君倩、爲導引之術、作熊經鴟顧、引挽腰體、動諸關節、以求難老也。吾有一術、名曰五禽戲、一曰虎、二曰鹿、三曰熊、四曰猿、五曰鳥。亦以除疾、兼利手足、以常導引。體中不快、因起作一禽之戲、遣微汗出卽止、以粉塗身、卽身體輕便、腹中思食。吳晉行之、年九十餘歲、耳目聰明、牙齒堅完、喫食如少壯也。

초국(譙國)의 화타(華陀)[17]는 양생술(養生術)에 밝았는데 제자 중에 광릉인(廣陵人) 오진(吳晉)[18]과 팽성인(彭城人) 번아(樊阿)[19]

가 화타로부터 양생술을 전수받았다.

화타가 오진에게 말하였다.

인체를 움직이고 노고케 하되 극단적으로 피곤케 해서는 안 된다. 몸을 항상 움직이고 흔들면 곡기(穀氣)[20]가 해소되고 혈맥(血脈)은 유통되어 병이 생기지 않는다. 비유하면 문호(門戶)의 축이 썩지 않는 것과 같다. 고대의 신선에서부터 한조(漢朝)의 도사(道士) 군천(君倩)에 이르기까지 도인술(導引術)을 행하여서 곰처럼 나뭇가지에 매달려 호흡하고 솔개처럼 머리를 뻗듯이 하여 뒤를 돌아보고 허리와 온몸을 잡아당겨서 모든 관절을 움직이게 함으로써 늙지 않기를 추구하였다. 그렇듯이 나에게도 하나의 도술(道術)이 있으니 이름 하여 "오금희(五禽戲)"이다. 일은 호랑이(虎)、2는 사슴(鹿)、3은 곰(熊)、4는 원숭이(猿)、5는 새(鳥)이니 이 다섯 동물의 동작을 본뜬 체조를 행해도 역시 병을 제거하게 되고 팔다리에도 이로움이 있으니 항상 도인(導引)토록 하라. 몸이 불쾌할 때 한 동물의 동작만 해도 되는데 약간 땀이 나면 그치고서 온몸에 분(粉)을 바르면 신체가 가볍고 편해지면서 음식생각이 나리라.

오진(吳晉)이 매일 오금희(五禽戲)를 수련하니 90여세가 되어서도 눈과 귀가 밝고 치아가 견고하여 빠진 이가 없었으며 음식을 장정(壯丁)처럼 먹었다.

虎戲者、四肢距地、前三躑、却二躑。長引腰側、脚仰天、卽返距行、前却各七過也。鹿戲者、四肢距地、引項返顧、左三右二、伸左右脚、伸縮亦三亦二也。熊戲者、正仰、以兩手抱膝下、擧頭、左擗地

七、右亦七、蹲地、以手左右托地。猿戲者、攀物自懸、伸縮身體、上下一七、以脚拘物、自懸左右七、手鈎却立、按頭各七。鳥戲者、雙立手、翹一足、伸兩臂、揚眉用力、各二七、坐、伸脚、手挽足趾各七、伸縮二臂各七也。

① 호희(虎戲)는 다음을 순서대로 행한다.

甲: 양팔과 양다리를 땅을 짚고서 동시에 팔다리 모두를 땅을 박차고 앞을 향해 공중으로 뛰어 팔다리 모두가 동시에 착지(着地)한다. 이렇게 3번 한다. 동일한 요령으로 뒤를 향해 공중으로 뛰어 착지한다. 2번 행한다.

乙: 양팔과 양다리로 땅을 짚고서 왼팔과 왼발을 동시에 하늘을 향해 높이 들어 올려 좌로 돌리면서 고개도 앞으로 당기며 왼쪽으로 돌아보면서 척추를 앞과 뒤로 당기어 늘린 후 원위치로 돌아온다. 좌우 7번씩 동일한 요령으로 교대로 행한다.

② 녹희(鹿戲)는 다음을 순서대로 행한다.

甲: 양팔과 양다리로 땅을 짚고서 목을 앞을 향해 잡아당기며 왼쪽을 향해 돌아본다. 이렇게 3번한다. 동일한 요령으로 반대쪽으로 2번을 행한다.

乙: 양팔과 양다리로 땅을 짚고서 왼발을 들어 왼발、종아리가 왼 넓적다리 뒤쪽에 닿게 굽혔다가 일자(一字)되게 쭉 뻗는다. 이렇게 3번한다. 동일한 요령으로 반대쪽으로 2번을 행한다.

③ 웅희(熊戲)는 다음 순서대로 행한다.

甲: 하늘을 보고 누워서 양 무릎을 구부려 가슴에 닿을 정도가 되게 하며 양 손은 양 무릎 밑에서 깍지 껴서 감싸 안고서 머리를 든다. 좌측으로 한번 쓰러지듯이 구르고 우측으로 한번 쓰러지듯이 구른다. 이렇게 좌우 교대로 각 7번, 즉 모두 14번 행한다.

乙: 매우 낮은 의자에 앉듯이 쪼그리고 앉아서 좌측으로 쓰러지면서 왼손바닥으로 땅을 짚고서 기울어진 채 있는다. 좌우 한 번씩 동일한 요령으로 행한다.

④ 원희(猿戲)는 다음 순서대로 행한다.

甲: 나뭇가지를 양손으로 쥐고 축 늘어지게 매달려 있다가 양팔을 힘주어 당겨 구부려서 위를 향하게 하면서 동시에 양다리도 무릎을 구부린 채 들어 올려 종아리가 넓적다리 뒤에 닿게 한다. 원래의 매달린 자세로 돌아간다. 이렇게 원자세와 구부려 매달린 자세를 각각 7번씩 모두 14번 행한다.

乙: 나뭇가지를 양손으로 쥐고 축 늘어지게 매달린 채 좌우 발목을 괭이처럼 구부려 좌우 발목에 물건을 매단다. 양팔과 오른 다리는 그대로 있으면서 왼 발목을 무릎을 편 채 높이 들어 올렸다가 내린다. 동일한 요령으로 좌우를 교대하여 각각7번씩 모두 14번 행한다.

丙: 서서 좌우 손의 다섯 손가락 끝이 서로 닿아 호미 모양이 되게 한 후 좌우 호미손끝으로 교대하여 머리를 두드리고 긁기를 각각 7번씩 모두 14번 행한다.

⑤ 조희(鳥戲)는 다음 순서대로 행한다.

甲: 서서 왼발을 들어 무릎이 직각되게 구부림과 동시에 양팔을 양옆으로 들어 올려 어깨높이보다 조금 더 위에 있게 한다. 이렇게 오른다리로만 서서 양팔을 동시에 상하로 새 날개처럼 14번 퍼덕거린다. 동일한 요령으로 반대쪽도 14번 행한다.

乙: 서서 왼다리를 들어 올려 무릎을 펴고 지면과 수평 되게 발바닥으로 밀듯이 쭉 뻗은 후 상체를 구부려 좌우 10손가락으로 왼발가락을 쥐어 잡아당긴다. 동일한 요령으로 좌우를 교대하여 각7번, 모두 14번 행한다.

夫五禽戲法、任力爲之、以汗出爲度。有汗以粉塗身。消穀氣、益氣力、除百病。能存行之者、必得延年。

대저 오금희의 수련은 온 힘을 다하여 땀이 날 정도까지 한다. 땀이 난 후에는 분(粉)을 발라라. 오금희를 행하면 곡기(穀氣)가 해소되고 기력(氣力)이 증강되며 온갖 병이 없어진다. 정성스럽게 수련하는 자는 기필코 연년(延年)하게 된다.

又有法、安坐、未食前、自按摩。以兩手相叉、伸臂股、導引諸脈、勝如湯藥。正坐、仰天呼出、飮食醉飽之氣立消。夏天爲之、令人凉不熱。

또 다른 방법이 있다.

식사 전에 편한 자세로 앉아 온 몸을 안마한 다음에 양다리를 쭉 뻗고서 양손을 깍지 끼어 손바닥이 발끝을 향하도록 쭉 밀며 상체를 앞으로 굽히어 발등에 손바닥이 닿게 한다. 이렇게 수차례 행하면 모든 혈맥(血脈)이 도인법(導引法)에 의하여 유통 되니 효과가 탕약(湯藥)보다 우월하다.

다른 방법이 있으니, 정좌(正坐)하여 고개를 들고 하늘을 향해 입으로 길게 숨을 내쉬면 식후 배부름、술 취함 등이 즉시 소멸된다. 여름에 행하면 몸에서 열이 나지 않아 서늘하게 지낼 수 있다.

【註 解】

1) 《도인경(導引經)》: 葛洪 《抱朴子•內篇•遐覽》에 《導引經•十卷》이라는 목록이 보이나 失傳되었다.

2) 혼문(魂門): 百會穴. 兩耳尖을 直上連結하는 線과 머리중앙을 지나는 督脈의 교차점. 督脈과 足太陽膀胱經의 交會穴이기도 하다. 主治는 熄肝風、潛肝陽、淸神志、勞厥逆、擧陽氣、下陷、泄陽經、燔熱、痔疾、脫肛、癲癎、神經性頭痛、鼻炎.

百會를 통하여 魂이 몸 밖으로 出入하는 현상을 尸解、幽體離脫이라고 하는데 心靈術에 의하면, 이는 astral body(星氣體、幽體)가 出入하는 것이다. astral body는 육체와는 silver cord로 연결되어있는데 몇 만 리를 가도 silver cord는 끊어지지 않고 늘어나므로 체내로 들어오려고 생각만 하면 한순간에 들어온다고 한다.

3) 백호(魄戶): 항문. 魄은 肺에 간직되어있는데 목숨이 끊어지면 魄도 또한 죽어 녹아서 검은 물이 되어 肺의 黨與인 大腸으로 이동되어 항문을 통해서 몸 밖으로 나온다. 이물을 시춧물 이라고 하는데 사망 징표중의 하나이다.

4) 고정(固精): 남자가 性的으로 완전함. 즉 발기가 잘 되고 단단함、夢泄、早泄이 없음、대변과 소변이 정상임、정액이 진하고 양이 많음. 이상의 조건을 갖춘 경우이다.

5) 환백(還魄): 다시 젊어짐. 還童과 같은 뜻이다. 魂과 魄은 광범위하게 對比되어 魂 은 정신, 魄은 육체를 상징한다. 魂은 不死이나 魄은 육체가 사망 시 함께 죽기 때문이다.

6) 《내해(內解)》: 《養生內解》. 《醫心方•卷二七》에 그 書目이 보이므로 晉代에 나온 책으로 사료되나 失傳되었다.

7) 다섯째는 땀: 땀은 체온을 조절하는 역할과 肌膚、筋肉의 邪氣를 배출하는 기능을 가지고 있다. 그러므로 감기、신경통에 發汗하면 치유된다. 그러나 발한 시에는 피부의 毛孔、氣孔이 열려 冷濕氣가 인체에 침입하기 쉽다.

元•李鵬飛《三元延壽參贊書•卷二》曰, 땀이 났을 때 물에 들어가면 즉시 骨痺를 이룬다.(書云　因汗入水　即成骨痺。)

옛적에 한 名醫가 蜀地에서 개업하기 위해 길을 걷다가 한 사내가 등에 땔나무를 지고서 땀을 비 오듯이 흘리며 마주 오는 것을 보았다. 그때 사내는 강물에 뛰어들어 목욕을 하는 것이었다. 명의가 놀래어 혼자 말하기를, "저자는 반드시 죽으리라." 명의가 그에게 사는 방법을 알려주려고 가까이 가니 그는 벌써 뭍으로 올라 주막에 들어간 후 마늘을 잘게 썰어 뜨거운 국수물에 씻어서 먹으며 땀을 비 오듯이 흘리고 있었다. 명의가 감탄하여 말하기를, "빈천한 자가 저토록 약을 잘 아니 부귀한 자는 어떠하랴?" 이에 따라 명의는 촉지로 가지 않았다.

8) 만약 언제나~ 잘 솟는다: 날 대추는 몸에 해로우니 익은 대추를 食用、藥用으로 쓴다.

○ 대추: 軟棗、大棗. 氣味는 甘하고 平하며 無毒하다. 主治는 心腹邪氣、安中、養脾氣、平胃氣、通九竅、助十二經、補少氣少津液、身中不足、和百藥이다. 久服하면 輕身延年한다.

○ 대추씨: 棗核. 氣味는 苦平하고 無毒하다. 主治는 腹痛邪氣、惡氣卒疰忤. 불태워 가루로 만들어 瘡에 붙이면 유효하다.

9) 소양지(少陽指): 4指, 無名指이다. 手少陽三焦經이 4指爪甲根部의 小指則1分處인 關衝穴에서 起始하여 眉弓外端의 陷中 絲竹空穴에서 끝나므로 少陽指라는 명칭을 얻었다.

10) 소양지로써 눈을 뜨겁게 지압하라: 相書에 이르기를, 몸이 千兩이

라면 얼굴이 九百兩이고 얼굴이 천 냥이라면 눈은 9백 냥이다. 이는 눈의 중요성을 말하는 비유로, 눈은 마음과 정신의 窓이므로 바로 마음、정신의 중요성을 강조한 말이다.

눈은 얼굴 중에서 가장 민감한 부위로 돌출되지 않아 氣를 가장 잘 흡수할 수 있다. 氣는 많고 강한 곳에서 적고 약한 곳으로 傳導되는 습성이 있으므로 손가락을 마찰하여 뜨겁게 되면 氣血이 모였으므로 손끝을 眼窩部에 대고 누르면 저절로 氣가 안구로 들어가 눈이 밝게 된다.

11) 수민증(睡悶症): 잠들지도 않고 깨어있지도 않은 상태. 기차、버스를 타면 대부분의 사람들이 잠자고 있는데 이러한 증상도 밤에 충분히 잠을 못 잤기 때문이므로 수민증이다.

12) 아침에 잠자리에서~ 반대쪽으로도 행한다: 매일 아침에 導引法을 행하라고 강조하는 이유는 잠에서 깨어나서 피로가 풀렸으며 凝神이 되었기 때문이다. 본서의 此段의 도인법은 참으로 탁월한 방법이라고 思料되므로 추천하고 싶다. 역자가 습득하고 있는 중국전통의 척추교정원리에 부합되며 기혈유통의 효과도 크기 때문이다.

13) 소금: 食鹽. 氣味는 甘鹹하고 寒하며 無毒하다. 主治는 腸胃結熱하여 喘逆한 증상、胸中의 病을 吐하여 治한다. 傷寒寒熱、吐胸中痰癖、止心腹卒痛、殺鬼蠱邪疰毒氣、堅肌骨、除風邪吐下惡物。

14) 참기름: 香油. 氣味는 甘하고 微寒하며 無毒하다. 主治는 利大腸、産婦胞衣不落、天行熱悶、腸內熱結、通大小腸、治瘫疽熱病. 腫起에 바르기도 하고 대머리에 바르면 다시 生毛한다.

15) 신명고(神明膏): 膏藥名으로 처방내용은 失傳되었다. 《葛仙翁肘後備急方•卷八》曰, 神明白膏로써 百病을 치료할 수 있으니

즉 中風、惡氣、頭面의 諸病이다.

참고로, 出典을 알 수 없는 神明膏가 있으니 그 처방은 다음과 같다. 主治는 一切疾風赤痒、耳聾瘡腫。蜀椒3升、吳茱萸1升、前胡1兩、川芎1兩、白芷1兩、當歸2兩、細辛2兩、附子30枚를 3년 묵은 식초에 하룻밤 담근 후에 거기에 猪脂肪10斤을 넣고 불에 끓여 3번 끓어올랐다내려 白芷가 黃色이 되면 완성된 것이다.

16) 맑은 간장: 醬. 氣味는 鹹하고 冷利하며 無毒하다. 主治는 除熱、止煩滿、殺百藥及熱湯火毒、殺一切魚肉菜蔬毒。醬汁을 大腸내에 흘려넣으면 大便不通을 고칠 수 있다. 장즙을 귀에 흘려 넣으면 귀속에 들어간 벌、벌레 등이 나온다. 개에 물린 상처、불에 덴 곳에 바르면 유효하다.

17) 화타(華陀): 字는 元化이고 沛國의 譙縣(지금의 安徽省 亳縣)사람이다. 대략 東漢 永和6년(A.D 141)에 태어나 建安13年(A.D 208)에 죽었다고 하나 異說이 많다. 內科、外科、婦人科、針灸에 모두 뛰어났으며 특히 外科手術에 능하여 세계최초로 마취를 통한 복강수술을 한 의사가 되었다. 養生術에도 밝아 그가 創制한 導引術인 "五禽戲"는 호랑이、사슴、곰、원숭이、새의 동작을 본 딴 건강체조로서 그 효과가 매우 크다.

《後漢書·華陀傳》에 기록되기를, 화타가 진찰하여 질병이 체내에 응결되어 針과 藥으로 고칠 수 없는 경우는 痲沸散을 술에 끓여 마시게 하여 취해서 무감각해지면 환자의 배、등을 칼로 잘라서 積聚를 떼어냈다. 만약 腸과 胃에 붙어있으면 잘라낸 뒤 술로 씻어 찌꺼기를 제거한 후 실로 꿰맨 후에 신기한 고약을 붙였는데 4,5일이면 치유되기 시작하여 한 달 이내에 누구나 정상으로 회복되었다. 《華陀別傳》에 이르기를, 어떤 사람이 복부에 극심한 통증이 시작되더니 10여일

사이에 수염과 눈썹이 빠졌다. 화타가 말하기를, 脾臟의 반이 썩었으니 배를 갈라 치료해야 하오. 痲沸散을 먹인 뒤 배를 갈라보니 과연 비장의 반이 썩어 惡肉을 떼어내고 봉합하고 고약을 붙인 후 服藥治療하니 100일 후에 회복하였다.

西歐의 科學史에 의하면 세계최초의 마취약사용은 1845년 Wells, H의 拔牙手術이었고, 복강수술은 1846년 Mortom ,W.T.G임을 볼 때 화타의 외과수술은 西歐보다 대략 1670년 정도 앞섰다고 볼 수 있다.

화타가 창작한 痲沸散으로 추측되는 처방이 있으니 하나는 蔓陀羅花(洋金花)、生草烏、香白芷、當歸、川芎 各4錢、南星1錢이고 다른 하나는 羊躑躅3錢、茉莉花根1錢、當歸3兩、菖蒲3分이다. 이유는 蔓陀羅花、草烏、羊躑躅에 진통、마취작용이 확실하게 있기 때문이다.

당시 漢丞相 曹操는 편두통을 앓았는데 치료받아도 효과가 없던 중에 화타로부터 침 시술을 한번 받고 멈추었다. 화타가 조조에게 근본치료로서 뇌수술을 권유하였으나 조조는 불응하였다. 그런 후 화타는 歸鄕하였는데 그 뒤 조조가 수차례 불러도 가지 않으니 조조는 노하여 화타가 능력 있음을 빙자하여 업무를 꺼린다는 죄목으로 하옥한 뒤 죽였다.

얼마 후 화타의 외손 鄭處中이 서문을 쓴 화타의 저작이라고 칭하는 《中藏經》이 세상에 나왔다. 그 뒤 現今에 이르기까지 화타의 이름을 표방한 의서들이 流傳되었으니 그 書目은 다음과 같다. 《華陀神醫秘傳》、《華陀枕中灸刺經》、《華陀方》、《華陀針灸經法》、《華陀內照圖》、《華陀老子五禽六氣訣》、《脈經》、《內照經》、《救急仙方》.

18) 오진(吳晉): 三國時代의 名醫. 廣陵(지금의 江蘇省 江都)人, 華陀의 제자. 저서는 《華陀藥方》、《吳晉本草》가 있는데 《華陀

藥方》은 失傳되었고 《吳晉本草》도 失傳되었으나 내용 일부가 《證類本草》에 보인다.

19) 번아(樊阿): 三國時代의 名醫. 彭城(지금의 江蘇省 銅山縣)人, 華陀의 제자. 針灸에 精通하였다.

20) 곡기(穀氣): 胃와 腸에 소화되지 못한 채 남아있는 음식과 그 氣.

御女損益篇第六

성교의 손해와 유익

道以精爲寶、施之則生人、留之則生身、生身則求度在仙位、生人則功遂而身退。功遂而身退、則陷谷以力爲劇。何況妄施而廢棄、損不覺多、故疲勞而命墜。天地有陰陽、陰陽人所貴、貴之合於道、但當慎無費。

성생활의 도(道)는 정액을 보배로 삼나니 사정(射精)하면 사람을 생기게 하고 몸 안에 남겨두면 자신을 건강케 하기 때문이다. 건강하면 신선(神仙)의 위치에 오르기를 바라볼 만하나 사람을 생기게 하면 공(功)을 물리쳐서 몸이 쇠약해진다. 공을 물리쳐서 몸이 쇠약해진 것은 욕정(慾情)에 빠져 몸이 피폐(疲廢)된 것이니 어찌 함부로 사정하여 버릴 수 있는가? 이는 손실이 큼을 깨닫지 못한 소치이다. 이렇게 되면 결국 피폐하여 죽게 된다.

천지(天地)에는 음(陰)과 양(陽)이 있으니 남녀 간에 있어서도 음양의 교합(交合)은 귀중하다. 귀중하니 교합은 도(道)에 부합(符合)되어야 한다. 당연히 신중히 하여 정액을 낭비하지 말라.

彭祖曰、上士別牀、中士異被、服藥千裹、不如獨卧。

色使目盲、聲使耳聾、味使口爽、苟能節宣其道。適抑揚其通塞者、可以增壽。一日之忌、暮食無飽、夜飽食眠、損一日之壽。一月之忌、暮飲無醉、夜醉卧、損一月之壽。一歲之忌、暮須遠內、一交損一歲之壽、養之不復。終身之忌、暮須護氣。暮卧習閉口、開口失氣、又邪從口入。

팽조(彭祖)가 말하기를, 상등의 선비는 아내와 침상을 달리하고 중등의 선비는 다른 이불을 덮는다. 그러므로 천 주머니의 약을 먹는 것이 홀로 자는 것만 못하다. 화려한 색깔은 눈을 멀게 하고 좋은 소리는 귀를 들리지 않게 하며 맛있는 음식은 입맛을 버리게 하니[1] 능히 절제하여 그 도(道)를 선양(宣揚)시켜라. 그러나 남녀교합을 적절하게 억제하고 즐겨서 서로의 막힌 마음과 기혈(氣血)을 통창(通暢)시킬 수 있으면 수명을 더할 수 있다.

하루의 금기(禁忌)는 저녁식사를 배부르게 먹지 않음이고 밤에는 배불리 먹고 잠자리에 들면 수명에서 하루가 감소된다. 한 달의 금기는 저녁에 술 취하지 않는 것이고 밤에 술 취해 잠자리에 들면 수명에서 한 달이 감소된다. 일 년의 금기는 초저녁에 성교하기를 피하는 것이다. 한번 성교하면 일 년의 수명이 감소될 뿐 아니라 양생해도 회복되지 않는다. 한평생의 금기는 밤에는 반드시 자신의 기(氣)를 보호하는 것이다. 밤에 잘 때 입을 벌리고 자면 기(氣)가 손실될 뿐 아니라 사기(邪氣)가 입을 통해 몸에 들어간다.

采女問彭祖曰、人年六十、當閉精守一、爲可爾否。彭祖曰、不然。男不欲無女、無女則意動、意動則神勞、神勞則損壽。若念眞正無可思而大佳、然而萬無一焉。有强鬱閉之、難持易失、使人漏精尿濁、以致鬼交之病。

채녀가 팽조(彭祖)에게 묻기를, 사람이 60세가 되면 마땅히 성생활을 폐지하고 수일(守一)[2]함이 옳지 않겠습니까?

팽조가 답하기를, 그렇지 않다. 남자는 여자 없이 지내려 않기 때문이다. 여자가 없으면 마음이 움직이게 되고 마음이 산란하면 정신이 피로해진다. 정신이 피로하면 수명이 감소된다. 만약 마음이 참으로 올바르게 여색을 생각하지 않는다면 크게 가상(佳祥)하다.[3] 그러나 그런 자는 만에 하나도 없다.

만약 남자가 억지로 성생활을 폐지하고 참는다면 이는 지속하지 못하고 실패하기 쉽다. 그런 자는 소변이 혼탁해지고 정액이 저절로 흘러나오게 되어 결국 귀교증(鬼交症)[4]이 생긴다.

又欲令氣未感動、陽道垂弱、欲以御女者、先搖動令其强起。但徐徐接之、令得陰氣、陰氣推之、須臾自强。强而用之、務令遲疎、精動而正閉精。緩息瞑目、側卧導引。身體更復、可御他女。欲一動則輒易人、易人可長生。

어녀법(御女法)에 대해 말하겠다.

여자와 성교하려고 해도 흥분이 되지 않아 양도(陽道)[5]가 힘없이 늘어져있으면 우선 양도를 쥐고 흔들면 발기(勃起)하게 된다. 그런 후에 여자의 음호(陰戶)[6]에 서서히 접촉하면 여자도 더욱 흥분하여 음기(陰氣)가 발생하는데 이러한 음기에 맞추어 질(膣)속에 삽입하면 잠시 후에 양도가 저절로 강해져 견고해진다. 이렇게 강하게 발기된 후 필수적으로 느리고 부드럽게 왕복운동을 행하다가 사정(射精)하려는 느낌이 오기 시작하면 즉시 질속에서 빼내어 끝마친다. 그런 후 눈을 감고 호흡이 부드러워질 때까지 기다렸다가 옆으로 누워서 도인법(導引法)을 행하라. 몸이 다시 회복되면 다시 다른 여자와 성교할 수 있다. 성욕이 일어날 때마다 즉시 다른 여자로 바꾸어 성교하라. 여자를 바꾸어 성교하면 장수하게 된다.[7)]

若御一女、陰氣旣微、爲益亦少。又陽道法火、陰道法水、水能制火、陰亦消陽、久用不止、陰氣吸陽、陽則轉損、所得不補所失。但能御十二女子、而復不泄者、令人老有美色。若御九十三女、而不泄者、年萬歲。

만약 성교하려는데 여자의 음기가 미약하면 미약한 만큼 남자에게도 유익함이 적다. 남자의 성기능은 불의 법칙을 따르고 여자의 성기능은 물의 법칙을 따르는데 물은 불을 제압하는 성능이 있으므로 여자의 음기(陰氣)도 역시 남자의 양기(陽氣)를 소멸시킨다. 그러므로 성교를 장시간 하여 그치지 않으면 음기가 양기를 흡수해버리니 양기는 더욱 손실되어 잃은 것을 보충할 수 없다.

하룻밤에 12여자와 성교해도 사정하지 않을 수 있으면 그런 자는 늙어도 얼굴빛이 아름답고 만약 93여자와 성교해도 사정하지 않을 수 있으면 만년(萬年)을 살 수 있다.

凡精少則病、精盡則死。不可不忍、不可不愼。數交而時一洩、精氣隨長、不能使人虛損。若數交接則瀉精、精不得長益、則行精盡矣。在家所以數數交接者、一動不瀉、則贏得一瀉之精、減卽不能數交接。但一月輒再瀉精、精氣亦自然生長、但遲微不能速起、不如數交接不瀉之速也 釆女者、少得道、知養性、年一百七十歲、視如十五。殷王奉事之年、問道於彭祖也。

대저 정(精)이 적으면 병이 생기고 정(精)이 다하여 없어지면 죽으니 성교를 신중히 하지 않음이 불가하고 사정을 참지 않음이 불가하다. 여러 차례 성교하여 한번 사정하면 정기(精氣)가 계속 생기는 중이기 때문에 그 사람이 허손(虛損)되지 않는다. 그러나 여러 차례 성교하는데 매 성교 때마다 사정하면 그 사이에 정기가 생겨 충만 될 기회가 없어 그때마다 모두 소모하게 되는 것이다.

가정에서 성생활을 자주 하는 자가 한 차례 성교 때 사정하지 않는다면 한 번 사정할 정(精)을 획득했으니 잠시 후에 다시 성교할 수 있으나 사정하여 정(精)이 소멸되면 잠시 후에 다시 성교하지 못한다.

정기(精氣)는 저절로 생장(生長)되므로 한 달에 2번 사정함이 적합하다. 그러나 체력이 약하여 정기가 빠르게 생장되지 못하고 느리고 미약하게 생장되는 자는 사정을 억제한다고 해도 여러 차례 성교하여도 사정하지 않고 빠르게 정기가 보충되는 자만 못하다. 채녀(釆女)는 젊어서 양생법을 알아 득도(得道)하였다. 은왕(殷王)을 섭

길 때 팽조에게 도(道)를 물었는데 이때 채녀는 170세인데도 15세의 모습이었다.

彭祖曰、姦淫所以使人不壽者、非是鬼神所爲也。直由用意俗猥、精動欲泄、務副彼心、竭力無厭、不以相生、反以相害、或驚狂消渴、或癲癡惡瘡、爲失精之故。但施瀉、輒導引以補其處、不爾、血脈髓腦日損、風濕犯之、則生疾病。由俗人不知補瀉之宜故也。

팽조가 말하기를, 간음(姦淫)을 하면 장수하지 못하는데 이는 귀신이 그렇게 벌을 내린 것이 아니다. 남녀가 성교할 때는 서로의 진심(眞心)이 중간에 막히지 않고 우러나와 일치되어야 하지 결코 저속하고 비열해서는 안 된다. 특히 남녀의 성감(性感)이 극치에 달해 사정하는 순간에는 서로의 몸과 마음이 거리낌 없이 진력(盡力)하여 합일(合一)에 도달해야 한다. 그러나 그렇지 못해 서로가 상대의 몸과 마음을 생(生)하지 못하면 도리어 서로에게 해를 끼친다. 그리하여 놀래 발광(發狂)하는 증、소갈증(消渴症)、전간성치매증(癲癎性癡呆症)[8]、악창증(惡瘡症)이 생기니 이는 모두 성실치 못한 마음으로 인해 정(精)을 잃어서 유래한 것이다.

사정을 하면 항상 도인(導引)하여 정(精)의 손실된 곳을 보익(補益)해야 한다. 그렇지 못하면 혈맥(血脈)、골수(骨髓)、뇌(腦)가 날이 갈수록 허손(虛損)되고 이런 상황에 풍습(風濕)이 침범하면 질병이 생긴다. 이렇게 설명하는 이유는 속인은 사정과 보익에 대해서 모르기 때문이다.

彭祖曰、凡男不可無女、女不可無男。若孤獨而思交接者、損人壽、生百病、鬼魅因之共交、失精而一當百。若欲求子、令子長命、賢明、富貴、取月宿日施精大佳。

팽조가 말하기를, 대저 남자는 여자 없이 살아서 안 되고 여자도 남자 없이 살아서는 안 된다. 만약 홀로 외로이 살며 성교하기를 생각하면 수명이 감소되고 온갖 병이 생기고 결국 귀매(鬼魅)와 성교하게 되는데[9] 이때 한번 사정하면 백번 사정하는 분량만큼 정(精)의 손실이 크다.

만약 구자(求子)함에 있어 낳을 자녀가 장수、현명、부귀하기를 바란다면 월수일(月宿日)[10]에 사정함이 크게 아름답다.

天老曰、人生俱含五常、形法復同、而有尊卑貴賤者、皆由父母合八星陰陽、陰陽不得其時、中也。不合宿、或得其時、人中上也。不合宿、不得其時、則爲凡夫矣。合宿交會者、非生子富貴、亦利己身、大吉之兆 八星者、室參井鬼柳張心斗月宿、在此星可以合陰陽、求子。

천노(天老)[11]가 말하기를, 사람은 누구나 5상(五常)[12]을 갖춘 채 태어나나 신체와 기능은 같지 않다. 존귀(尊貴)와 비천(卑賤)이 있게 되는 이유는 부모가 8성일(八星日)에 성교하여 잉태되었는가에 달려있다.

잉태 때에 좋은 시(時)를 얻지 못한 채 태어난 자는 중근기(中根機)이고, 잉태된 시(時)가 월수일(月宿日)은 아니나 좋은 시(時)라면 상근기(上根機)로 태어나고 잉태된 시(時)가 월수일도 아니고 나쁜 시(時)라면 범부(凡夫)의 자질을 지니고 출생한다. 월수일에 성교하면 부귀하게 될 자녀를 낳지 않는다고 해도 남녀에게 유익하고 대길(大吉)할 징조를 갖게 된다. 8성(八星)은 실성(室星)、참성(參星)、정성(井星)、귀성(鬼星)、유성(柳星)、장성(張星)、심성(心星)、두성(斗星)이다. 월수(月宿)가 8성에 있으면 합방(合房)하여 구자(求子)할만하다.

月二日、三日、五日、九日、二十日、此是王相生氣日、交會各五倍、血氣不傷、令人無病。仍以王相日、半夜後、雞鳴前、徐徐弄玉泉、飲玉漿、戱之。若合用春甲寅、乙卯、夏丙午、丁巳、秋庚申、辛酉、冬壬子、癸亥、與上件月宿日合者、尤益佳。若欲求子、待女人月經絶後一日、三日、五日擇中王相日、以氣生時、夜半之後、乃施精、有子皆男、必有壽賢明。其王相日、謂春甲乙、夏丙丁、秋庚辛、冬壬癸。

매월 2일、3일、5일、9일、20일은 왕상일(王相日)[13]이어서 생기(生氣)하는 날이니 이날 성교하면 혈기(血氣)가 손상되지 않아 병이 없게 되므로 평소 성교 때보다 5배나 유익하다.

그러므로 왕상일의 야반(夜半)부터 첫닭이 울기 전까지의 시간에 합방함이 마땅하다. 먼저 남녀가 둘이 누워서 서로 입을 맞추어 남자가 여자의 옥장(玉漿)을 삼킨 후 애무하여 성감을 고조시켜 성교를 즐긴다.

만약 봄에는 갑인일(甲寅日)、을묘일(乙卯日), 여름에는 병오일(丙午日)、정사일(丁巳日), 가을에는 경신일(庚申日)、신유일(辛酉日), 겨울에는 임자일(壬子日)、계해일(癸亥日)이 월수일(月宿日)과 겹쳤다면 이러한 날들에 성교하면 몸에 크게 유익하니 아름답다.[14)]

만약 자녀를 원하면 여자의 월경(月經)이 끝난 후 첫째 날、셋째 날、다섯째 날 중에서 왕상일과 겹친 날에 야반 후의 생기시(生氣時)를 택하여 합방하라.[15)] 이런 날에 잉태되어 출생한 자녀는 반드시 사내아이로서 건강하면서 현명하다.

왕상일은 봄에는 갑일(甲日)과 을일(乙日)、여름에는 병일(丙日)과 정일(丁日)、가을에는 경일(庚日)과 신일(辛日)、겨울에는 임일(壬日)과 계일(癸日)중에 있다.

> 凡養生、要在於愛精。若能一月再施精、一歲二十四氣施精、皆得壽百二十歲。若加藥餌、則可長生。所患人年少時不知道、知道亦不能信行。至老乃始知道、便以晩矣、病難養也。雖晩而能自保、猶得延年益壽。若少壯而能行道者、仙可冀矣。

대저 양생의 대요(大要)는 정(精)을 아끼는 것이다. 만약 한 달에 두 번 사정(射精)하여 일 년에 24번 사정할 수 있다면 누구나 120세까지 살 수 있다. 만약 여기에 보약까지 더한다면 그 이상 장수하게 된다. 우려할만한 일은 젊을 때 양생(養生)의 도(道)를 알지 못하고 알았다고 해도 믿고 실천하지 못함이다. 늙어서 비로소 알았다고 해도 이미 늦어서 병을 양생법으로 치료하기 어렵다. 그러나 늙었어도 스스로 몸을 보양(保養)할 수 있다면 치병(治病)은 물론 연년익수(延年益壽)까지 가능하다. 만약 20,30대 때부터 양생법을 능히 행한다면 신선이 되기를 바랄 수 있다.

仙經曰、男女俱仙之道、深內勿動精。思臍中赤色、大如雞子、乃徐徐出入、精動便退。一旦一夕、可數十爲之、令人益壽。男女各息、意共存之、唯須猛念。

선경(仙經)에 이르기를, 남자든 여자든 신선이 되는 길은 성욕을 깊이 간직하여 정(精)을 움직이지 않는 것이다.

배꼽 안쪽에 달걀크기의 적색기체(赤色氣體)가 있어 숨을 내쉴 때 배꼽을 통하여 서서히 몸 밖으로 나갔다가 들이쉬는 숨과 동시에 몸 안으로 들어온다고 상상하다가 성욕이 생기기 시작하면 즉시 그쳐라. 이 공법(功法)을 매일 아침과 저녁에 수십 번씩 하게 되면 수명이 더해진다. 남녀 누구나 반드시 강한 집중력으로 호흡에 맞추어 기구(氣球)를 출입시켜야 한다.

道人劉京云、春三日一施精、夏及秋一月再施精、冬常閉精勿施。夫天道、冬臧其陽、人能法之、故得長生。冬一施、當春百。

도인(道人) 유경(劉京)[16]이 말하기를, 봄에는 3일에 한 번 사정

(射精)함이 좋고 여름과 가을에는 한 달에 두 번 사정해야 하고 겨울에는 폐정(閉精)하여 사정해서는 안 된다. 무릇 천도(天道)는 겨울에 그 양(陽)을 간직하는 법이니 사람도 이를 본받아야만 장생할 수 있다. 겨울에 한 번 사정함은 봄에 백 번 사정하는 것과 같다.

蒯道人言、人年六十、便當都絶房內。若能接而不施精者、可御女耳。若自度不辨者、都遠之爲上。服藥百種、不如此事、可得久年也。

괴도인(蒯道人)[17]이 말하기를, 남자가 60세가 되면 당연히 곧바로 모든 성생활을 끊어야 한다. 그러나 성교해도 사정하지 않을 수 있다면 성생활을 해도 좋다. 자신의 성기능을 확실히 판별하지 못하는 자도 무조건 성생활을 멀리하는 게 상책이다. 온갖 종류의 약을 먹는 것도 성생활을 피하느니만 못하나 오래 살 수 있다.

道林云、命本者、生命之根本、決在此道。雖服大藥及呼噏導引、備修萬道、而不知命之根本。根本者、如樹木、但有繁枝茂葉、而無根本、不得久活也。命本者、房中之事也。故聖人云、欲得長生、當由所生。房中之事、能生人、能煞人。譬如水火、知用之者、可以養生。不能用之者、立可死矣。

《도림(道林)》에 이르기를, 선천원기(先天元氣)[18]와 후천원기(後天元氣)[19]는 생명의 근본으로서 남녀의 성생활에서 손익(損益)이 결정된다. 비록 매우 좋은 보약을 먹고 복기법(服氣法)과 도인술을 비롯한 온갖 건강법을 수련한다 해도 생명의 근본을 모르면 아무런 소용이 없다. 근본이란 나무로 치면 그 뿌리와 같아서 근본이 충실하면 가지와 잎이 무성하지만 근본이 허약하면 오래 살 수 없다. 선천원기와 후천원기의 손익의 관건(關鍵)은 바로 성생활이다.

그러므로 성인(聖人)이 말하기를, 장생하려거든 마땅히 원기가 생성되는 법칙을 알아야 한다. 성생활은 능히 사람을 살리기도 하고 죽이기도 한다. 비유하면 물(水)과 불(火)같나니 사용법을 아는 자는 양생하게 되고 사용할 줄 모르는 자는 얼마 못가 죽는다.

交接尤禁醉飽、大忌、損人百倍。欲小便、忍之以交接、令人得淋病、或小便難、莖中痛、小腹强。大恚怒後交接、令人發癰疽。

술에 취했거나 배부를 때 성교를 절대 금하라. 평소의 성교보다 백배의 손상이 있으므로 크게 꺼려야 한다.

소변이 마려운데도 참은 채 성교하면 임병(淋病)[20]을 얻거나 배뇨 때 불쾌하면서 음경에 통증이 오고 아랫배가 땅긴다. 크게 분노한 후에 성교하면 옹저(癰疽)가 생긴다.

道機房中禁忌、日月晦朔、上下弦望、日月蝕、大風、惡雨、地動、雷電、霹靂、大寒暑。春夏秋冬節變之日、送迎五日之中、不行陰陽。本命行年月日、忌禁之尤重。陰陽交錯、不可合、損血氣、瀉正納邪、所傷正氣甚矣、戒之。新沐頭、新行疲倦、大喜怒、皆不可行房室。

《도기경(道機經)》에 이르기를, 방사(房事)를 금해야 하는 때는 다음과 같다.

매월 초하루와 그믐、상현일(上弦日)[21]、하현일(下弦日)[22]、보름날、일식일(日蝕日)、월식일(月蝕日)、사계절의 시작일[23]、조왕(竈王)을 보내고 맞아들이기까지의 5일간이다. 대풍(大風)、폭우、지진、우뢰、벼락、대한(大寒)、대서(大暑) 등의 때, 특히 본명(本命)에 해당하는 연(年)、월(月)、일(日)은 매우 중요하다.[24] 상기(上記)의 날과 때에는 음양이 교착(交錯)하므로 성교하지 말라. 혈기(血氣)가 손상된다. 이러한 때에 성교하면 정기(正氣)를 쏟아버리고 사기(邪氣)를 받아들이게 되므로 정기(正氣)의 손상이 심하다. 마땅히 삼가라. 머리감은 직후、걸어서 도착해 피곤할 때、크게 기쁘거나 분노했을 때는 모두 성교하면 안 된다.[25]

彭祖曰、消息之情、不可不知也。又須當避大寒、大熱、大雨、大雪、日月蝕、地動、雷震、此是天忌也。醉飽、喜怒憂愁、悲哀恐懼、此人忌也。山川神祇、社稷井竈之處、此爲地忌也。旣避此三忌、又有吉日、春甲乙、夏丙丁、秋庚辛、冬壬癸、四季之月戊巳、皆王相之日也。宜用嘉會、令人長生、有子必壽。其犯此忌、旣致疾、生子亦凶夭短命。

팽조(彭祖)가 말하기를, 천지운행의 성쇠(盛衰)하는 법칙을 몰라서는 안 된다. 그러므로 남녀의 음양교합은, 즉 대한(大寒)、대서(大暑)、대풍(大風)、폭우(暴雨)、대설(大雪)、일식(日蝕)、월식(月蝕)、지진、천둥, 이러한 때는 하늘이 금기(禁忌)한다. 술에 취했거나 배부를 때、기쁠 때、분노할 때、근심할 때、슬퍼할 때、두려울 때, 이러한 때는 사람이 금기해야 한다.

산천(山川)、묘사(廟祠)、사직단(社稷壇)、우물、아궁이, 이러한 곳은 땅이 금기한다.[26)]

이러한 세 가지 금기를 철저하게 피하고서 길일(吉日)을 선택해야 하나니, 봄에는 갑일(甲日)과 을일(乙日)、여름은 병일(丙日)과 정일(丁日)、가을은 경일(庚日)과 신일(辛日)、겨울은 임일(壬日)과 계일(癸日)、사계절 모두 무일(戊日)과 기일(己日)이 왕상일(王相日)에 해당된다. 의당히 이러한 날에 아름다운 음양교합을 한다면 남녀는 장수하게 되고 잉태되어 출생한 자녀도 반드시 건강하게 오래 산다. 그러나 금기를 범한다면 병이 생기고 출생한 자녀 역시 용모와 성격이 흉악하며 단명하다.

老子曰、還精補腦、可得不老矣。

노자(老子)가 말하기를, 정(精)을 순환시켜 뇌(腦)를 보(補)하면 늙지 않게 된다.[27)]

子都經曰、施瀉之法、須當弱入强出 何謂弱入强出、納玉莖於琴弦麥齒之間、及洪大便出之、弱納之、是謂弱入强出。消息之、令滿八十動、則陽數備、卽爲妙也。**老子曰、弱入强出、知生之術。强入弱出、良命乃卒、此之謂也。**

《자도경(子都經)》[28]에 이르기를, 성교의 방법은 의당히 부드럽게 천천히 집어넣었다가 강대해지면 급속히 꺼내는 것이다. 약하게 집어넣었다가 강하게 꺼냄이란 무엇을 말하는가? 옥경(玉莖)을 맥치(麥齒)[29]와 금현(琴弦)[30]의 사이에 부드럽게 천천히 삽입하여 옥경이 강대해지면 즉시 빼내는 것을 "약입강출(弱入强出)"이라고 이른다. 잠시 쉬었다가 다시 행하여 이렇게 약입(弱入)을 일회 강출(强出)을 일회로 하여 모두 80회를 행하면 양수(陽數)를 완전히 갖추게 되므로 묘하다.[31]

노자가 말하기를, 약하게 집어넣었다가 강할 때 꺼냄은 양생법을 아는 것이고 강하게 집어넣었다가 약할 때 꺼내면 아까운 생명을 잃게 된다. 이 말은 성교의 방법을 이른 것이다.

【註 解】

1) 화려한 색깔은~ 버리게 하니:

五色令人目盲、五音令人耳聾、五味令人口爽。《道德經•十二章》

五色은 눈을 멀게 하고 五音은 귀를 들리지 않게 하고 五味는 입맛을 버리게 한다.

1980년대부터 T.V、비디오、잡지、라디오가 전 국민에게 보급되기 시작하였고 90년대에는 컴퓨터、D.V.D, 2천 년대 이후는 스마트폰이 보편화되면서 이와 정비례하여 국민들의 시력도 악화되어 2007년 이후는 안과질환의 발생이 급속히 상승하고 있다. 이는 보도통계를 확인하지 않더라도 40대 이상이라면 경험만으로도 인정치 않을 수 없다.

흑백 사진→흑백 동영상→칼라 동영상→스마트폰 칼라 동영상의 발전은 현대인에게 눈、마음을 즐겁게 해준 만큼 병을 주었다. 결론은 五色에 의해 눈이 멀어가고 있다는 것이다.

눈을 감으면 캄캄하다는 것은 참으로 하늘의 섭리가 아닐 수 없다. 心火의 表出인 눈의 휴식은 腎水의 色인 黑이 水克火의 원리에 의하여 담당하니까 말이다.

太祖 李成桂는 漆珠之眼으로서 평소 일 없을 때는 조용히 앉아서 눈을 감고 있었다고 하며, 日本明治維新의 主役 사이고 다카모리(西鄕隆盛: A.D 1827~1877)의 휘황한 광채의 흑진주 같은 눈은 보는 사람마다 감탄을 자아내게 하였다고 한다.

이러한 사실을 按考한 역자의 견해를 말하겠다. 현대인은 눈의 휴식을 위해, 그리고 눈의 소모된 精氣神의 보충을 위해 매일 한 시간이상 눈을 감은 채 지내야 한다.

음악은 본시 神을 찬미하기위해 기원하였는데 그 뒤는 인간의 感興을 고조시키기 위해 발전되었다. 그러다보니 현대에 들어와 전위음악、Rap、Hard rock까지 출현하였는데 금속성고성、괴음、빠른 속도가 특징인 이런 음악들은 心亂케 하니 이런 음악으로 얻는 즐거움은 化學酒에 취한 즐거움과 다를 바 없다.

美食의 피해와 素食의 장점은 이제 周知의 사실이 되었다. 결론은, 눈、귀、입의 즐거움은 즐거운 만큼 병을 주고 恬淡한 만큼 유익하니 素朴한 道味가 眞味임을 속히 깨달아 실천하므로써 祛病長生하시라는 것이다.

2) 수일(守一): 修道. 《道德經•四二章》曰, 道는 하나를 낳고 하나는 둘을 낳고 둘은 셋을 낳고 셋은 萬物을 낳는다.(道生一　一生二　二生三　三生萬物。)

道와 一은 실제로 같다. 그것은 《道德經•三九章》曰, 하늘은 하나를 얻어서 맑고 땅은 하나를 얻어서 편안하며 神은 하나를 얻어서 영험하며 골짜기는 하나를 얻어서 가득 차며 만물은 하나를 얻어서 생겨난다.(天得一以淸　地得一以寧　神得一以靈　谷得一以盈　萬物得一以生。)이렇게 쓰여 있으므로 알 수 있는 것이다. 굳이 道와 一의 차이를 알아보면 一조차 없는 太虛를 道의 본체로 보면 되고 一은 主宰原理라고 생각할 수 있다.

3) 만약 마음이 참으로~ 가상(佳祥)하다: 女色을 생각하는 원인은 정액이 고환에 가득하기 때문이다. 즉 心身相關論에 의하면 육체로 인해 마음이 움직이는 경우이다. 그러나 이는 心身이 보통수준인 平人의 例일 뿐 大道人、悟道者에게는 해당되지 않

는다. 佛敎에서 깨달음을 涅槃、寂滅이라고 하는데 이는 心作用中 五蘊의 慾情이 止滅되어 自性인 佛性이 개현된 상태를 말한다. 心火는 腎水에 의해 꺼지는데 無心하니 腎水가 더욱 쉽게 상승하여 水昇火降이 되어 욕정만이 아니라 一念이 不生하니 三水邊의 氵을 사용한 것이다. 그리되면 고환에 가득 차있던 정액은 저절로 氣化되어 전신에 분포되니 체력은 더욱 강건해지면서 여색뿐만 아니라 名利에도 초연할 수 있다. 이를 일러 元•陳虛白《規中指南》曰, 精이 가득차면 女色을 생각하지 않게 되고 氣가 가득차면 탐욕이 생기지 않는다.(精滿不思色 氣滿不思貪。)

4) 귀교증(鬼交症): 꿈속에서 異性과 성행위를 하여 실제 射精까지 하니 습관화되면 갈수록 허약해진다. 드물게 실제 무형의 女鬼와 성교하는 예도 있다. 옛날풍속에는 이런 경우 결혼하면 치유된다고 믿어 결혼시키는데 실제 인간과 성교하니 저절로 낫게 된다.

5) 양도(陽道): 陰莖. 玉莖, Penis.

6) 음호(陰戶): 大陰脣、小陰脣、陰核、膣、尿口를 총칭한 여성외성기전체.

7) 여자를 바꾸어~ 장수하게 된다: 御女法을 통달한 자에게만 해당되는 말이다. 그것은 다양한 종류의 陰氣를 섭취할 수 있기 때문이다.

8) 전간성치매증(癲癎性癡呆症): 癲癎症과 癡呆症을 겸한 증. 전간증은 두통、어지럼증을 동반하며 발작하여 경련을 일으키며 졸도하는 증상이고 치매증은 智能、기억력、주의력이 감퇴된 증상이다.

9) 귀매(鬼魅)와 성교하게 되는데: 鬼交症이다.

10) 월수일(月宿日): 하늘에는 28星宿가 있는데 매일 28성수중의 하나가 교대로 머문다. 예를 들어 3月7日에 心宿가 머물면 3月7日은 心宿日이다. 본서의 此段은 求子에 吉하다는 室星、參星、井星、鬼星、柳星、張星、心星、斗星의 8星을 지향하고 있으므로 室宿日、參宿日、井宿日、鬼宿日、柳宿日、張宿日、心宿日、斗宿日의 8星日 月宿日이다. 만약 室宿日을 알려거든 책력의 각 날짜 밑에 "室" 이라고 나오는 날을 찾으면 된다.

11) 천노(天老): 古代房中家, 黃帝의 臣이다. 《漢書•藝文志》에 《天老雜子陰道》라는 書名이 보인다. 天老는 본시 天人、神人의 뜻을 지닌 보통명사이므로 《天老雜子陰道》의 저자가 아닌 타인일 수도 있다. 그 書가 失傳되었으므로 本書의 此段은 失文의 일부라고 사료된다.

12) 5상(五常): 五行인 木、火、土、金、水이다.

13) 왕상일(王相日): 旺相日. 陰陽學에서는 만물의 消長更迭하는 현상에 따라 그 氣를 8分하였는데 旺은 旺盛、相은 强壯、胎는 孕育、沒은 沒落、死는 死亡、囚는 禁錮、廢는 廢棄、休는 休退이다. 그리하여 旺相의 年、月、日、時、方向을 택하여 사용한다.

14) 만약 봄에는~ 아름답다:

	봄	여름	가을	겨울
月	1、2、3	4、5、6	7、8、9	10、11、12
五行	木	火	金	水
天干	甲、乙	丙、丁	庚、辛	壬、癸
地支	寅、卯	巳、午	申、酉	亥、子

봄은 五行중에 木에 해당되고 木에 해당되는 天干은 甲、乙

이고 地支는 寅、卯이니 甲寅日이 天氣에 응하는 吉日이 된다. 그러므로 本書에서 주장하는 求子에 적격일은 月宿日、王相日、각 계절의 吉日(甲寅日、丙午日 等)의 三吉日이 겹친 날이다. 그러나 이는 男女個人의 四柱와는 무관하니 남녀 모두 각 개인의 사주에 해당하는 生氣日、天宜日、福德日까지 선택해야 하고 서로가 진정으로 사랑하며 체력이 좋은데도 오랫동안 금욕하여 폭발직전이어야 한다. 그리고 마음속에 분노、걱정이 없어야 하며 날씨가 좋아야 한다. 그러므로 위대한 인물을 낳으려면 잉태 전부터 엄청난 공을 들여야 한다.

15) 만약 자녀를~ 합방하라: 월경 후 15일부터 배란기여서 임신이 가능하므로 "月經이 끝난 후" 는 반드시 "月經後 15일이 되는" 이라고 고쳐야 하나 원문에 따라 직역하였다.

16) 유경(劉京): 西漢時 南陽(지금의 河南省 濟源縣과 淇縣의 사이)人, 字는 太玄. 《歷代眞仙體道通鑑•卷十二》曰, 젊었을 때, 漢朝의 孝文帝時에 侍郎을 하다가 관직을 버리고 出家하여 邯鄲의 張道人을 섬겨 朱英秘訣을 배웠고 蘇子訓에게도 師事하여 五帝靈飛六甲十二事와 神仙十洲眞形諸秘要를 전수받아 수련하여 수년 후에는 귀신을 부릴 수 있었으며 風雨를 부르고 吉凶禍福을 미리 알았다. 제자 수십 인을 두었는데 그중 皇甫隆이 제일 著名하였다. 황보륭은 유경으로부터 服食方과 交接의 道를 배워 300세까지 살았다. 유경의 행적은 《漢武帝外傳》과 《神仙傳》에 전한다.

17) 괴도인(蒯道人): 姓은 劉 名은 京이다. 本書의 此段은 唐•孫思邈 《備急千金要方•養性》에 보인다.

18) 선천원기(先天元氣): 稟氣. 부모로부터 타고난 元氣. 그 사람의 천부적인 心身의 능력은 선천적인 精、元氣、神에 달려있다.

19) 후천원기(後天元氣): 출생 이후 天氣、地氣、음식물、생활방식에 의하여 얻어지는 元氣.

仙道는 후천원기를 선천원기에 접속시켜 순수한 선천원기와 同一케 하면서 蓄氣하는 것이 과정이며 不老不死하는 大羅金仙、天仙이 되는 것이 목표이다.

20) 임병(淋病): 소변이 자주 끊기거나 시원치 않은 증상을 총칭한다. 中焦에 熱結하면 배가 굳고 下焦에 熱結하면 소변 중에 혈액이 보이다가 淋閉하여 不通하게 된다. 氣淋은 소변이 끊기면서 끝난 후에도 조금씩 나오는 증상이다. 石淋은 성기에 통증이 오면서 처음에 소변이 잘 나오지 않는 증이다. 勞痳은 피로하면 통증이 생기는 증이고 膏淋은 소변이 膏같은 증상이고 熱淋은 熱이 생겨 발생한 증상인데 모든 淋症은 治法이 같다.

21) 상현일(上弦日): 매월 8일.

22) 하현일(下弦日): 매월 23일.

23) 사계절의 시작일: 봄은 1月1日、여름은 4月1日、가을은 7月1日、겨울은 10月1日이다.

24) 특히 본명(本命)에~ 중요하다: 壬辰年 乙巳月 甲子日에 출생한 자라면 本命年은 壬辰年、本命月은 乙巳月、本命日은 甲子日이다. 그러므로 壬辰年에는 성교하면 안 되고 어느 해이든 乙巳月에는 성교하면 안 되고 어느 달이든 甲子日에 성교하면 안 된다.

25) 머리 감은 직후~ 성교하면 안 된다: 前段은 天地의 氣가 非正常인 경우 인체도 이에 감응하므로 성교를 금지하였고 此段은 天地의 氣와 무관하게 인체의 氣가 비정상일 때 성교를 금지하였다. 본서의 열거 외에, 목욕직후、대소변직후、감기로 인해

발열하거나 寒 날 때, 고혈압일 때 등이 이에 해당된다.

26) 산천(山川)~ 땅이 금기한다: 山川에는 痧風이 있을 수 있고 廟祠는 엄숙한 氣가 배어있고 神은 男女의 陰陽交合을 불결하게 여긴다. 社稷壇은 天地의 神에게 제사하는 경건과 엄숙이 배어있고 우물과 아궁이는 생명을 유지하는 음식과 관련된 곳이어서 신성시한다.

27) 정(精)을 순환시켜~ 늙지 않게 된다: 房中術用語로 還精補腦, 혹은 補腦還元術이라고 한다. 性交時에 射精직전에 사정을 강하게 억제하면서 동시에 분출하려는 精氣를 한순간에 척추내의 督脈을 타고 오르게 하여 腦로 注入시키는 技法과 原理를 지칭한다. 그러면 정액은 고환 내에 남아있으므로 다시 性交를 할 수 있다.

廣義는, 평소 금욕생활을 하면 정액이 氣化되어 督脈을 타고 上昇하여 入腦하여 補腦된다. 본서에서 주장하는 금욕의 원리는 이 廣義로서 저절로 이루어지는 煉精化氣이다.

그러나 正統仙道의 內丹派에서는 크게 구분해 煉精化氣→煉氣化神→煉神還虛의 3단계를 닦아 成仙함을 正法으로 삼고 있다.

28) 《자도경(子道經)》: 晉代이후에 세상에 나온 房中書이다. 《玉房秘訣》과 《醫心方》은 《子道經》을 인용하면서 모두 "巫子者曰"이라고 칭한 것으로 보아 저자가 巫子都임을 알 수 있다.

葛洪 《神仙傳•卷五》曰, 巫炎은 字가 子都이고 北海(지금의 山東省 昌樂縣의 東南)人이다. 漢代의 武帝가 渭橋에 행차하였을 때 자도의 머리위로 10여척 되는 보랏빛氣가 솟는 것을 보고 그를 불러 물으니 나이는 138살이고 터득한 도술은 없다고 말하였다. 그러나 무제가 東方朔에게 명하여 자도에 대해 조사하니 동방삭은 자도가 陰道術을 터득하고 있다고

답하였다. 무제는 다시 자도를 불러 陰道術을 전수받았으나 숙달하지 못하여 前代의 황제들보다 훨씬 오래 살았을 뿐 成仙하지는 못하였다. 그 뒤 자도는 200살이 되자 丹藥을 먹고 白日昇天하였다.

葛洪 《抱朴子•內篇•遐覽》에 《子道經》이란 명칭이 나오나 失傳되었고 本書의 此段은 그 일부이다.

29) 맥치(麥齒): 麦齒. 여성의 중요 性感帶로 膣입구로부터 윗벽 6cm 지점. 《素女妙論•淺深篇》曰, 陰道의 2寸깊이를 麥齒라고 한다.(陰道深二寸爲麥齒。)

30) 금현(琴弦): 여성의 중요성감대로 질 입구로부터 윗벽 3cm지점. 《大樂賦》曰, 陰道의 一寸깊이를 琴弦이라고 한다.(陰深一寸曰 琴弦。)

금현은 "G점" 으로 불리며 아직도 의학계에 덜 알려져 있다. 1950년에 그것을 처음 기술한 Ernest Gräfenberg의 이름을 따서 붙여진 이름이다. 서구여성의 경우 질 입구에서 4~5cm 안쪽 위쪽 벽, 恥骨의 바로 밑이다. 그러나 때로는 훨씬 뒤쪽에서 발견되는 여성들도 있다. 여성이 흥분되지 않았을 때는 G점을 찾기가 곤란하나 흥분되었을 때 G점은 50원 동전크기 이상으로 부풀어 올라 질 벽에서 솟아나올 수도 있다. G점이 지닌 중대한 의미는 질 안에서 자극하여 여성을 가장 흥분케 할 수 있는 부위라는 것이다. 또한 名器女性은 절정 시에 G점에서 극소량을 射精하는데 그 射精液을 소변으로 오해하나 Lonnie Barbach에 의하면 고농도당분、산성인산염이 들어있어 성분상 남성정액과 유사하다고 한다.

31) 이렇게 약입(弱入)을~ 묘하다: 易學에서 9를 老陽數라 하여 9×9=81을 가장 존귀하고 완전한 老陽數로 친다. 老는 최상위、존칭의 의미이지 늙음을 의미하지 않는다. 왕복운동을 하면

짝수인 80으로 끝나나 《道德經•三九章》에서 말한, 萬物은 하나를 얻어 생겼다(萬物得一以生。)는 道理에 따라 80에 하나를 더한 81數라고 인정하여 陽數를 완전히 갖추었다고 칭한 것이다.

鸞尾

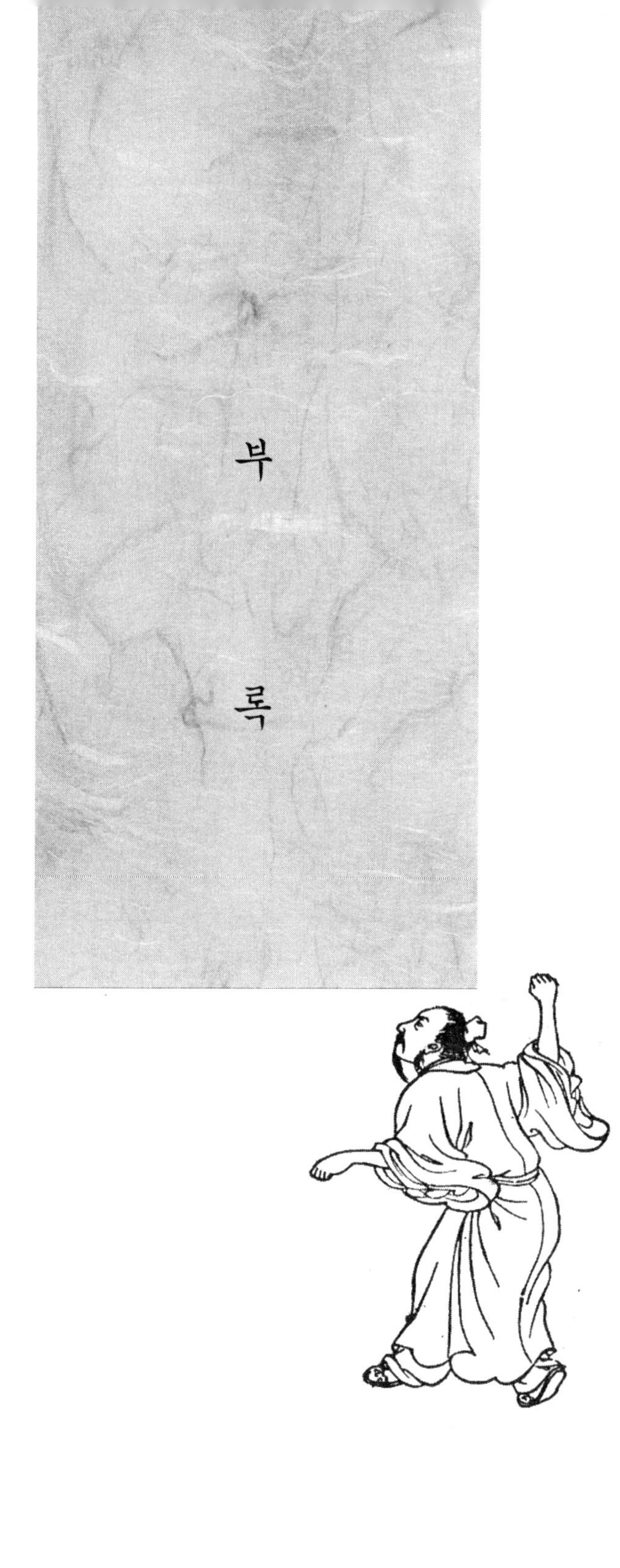

부록

○ 포박자양생론(抱朴子養生論)

解題: 抱朴子는 東晉의 도사 葛洪의 號이면서 그의 저서명이다. 字는 稚川, 丹陽의 句容(지금의 江蘇省 句容)人이다. 일찍부터 儒學을 공부하여 이름을 얻었으나 후에 入道하여 鄭隱과 鮑玄을 師事하였다. 神仙導養의 術을 좋아하여 醫藥과 煉丹에 정통하였는데 文章도 능하였다. 저서는 《抱朴子•內外篇》、《金匱藥方》、《肘後要集方》등 수십 종이다. 史書의 그에 대한 기록을 보면, 저서와 문장은 여러 말에 실어야 할 만큼 풍부하다.(著述篇章　富於班馬。)

본 《抱朴子養生論》은 中國 上海書店出版社에서 2001년에 발행한 《道藏》의 洞神部 方法類에서 수록된 本을 底本으로 삼았다. 本論의 시작 "一人之身"에서 "保全性命"까지는 《抱朴子•內篇•地眞》과 같다.

抱朴子曰、一人之身、一國之象也。胷腹之設、猶宮室也、支體之位、猶郊境也、骨節之分、猶百官也、腠理之間、猶四衢也。神猶君也、血猶臣也、炁猶民也、故至人能治其身、亦如明主能治其國。夫愛其民、所以安其國、愛其氣、所以全其身。民弊國亡、氣衰身謝、是以至人上士、乃施藥於未病之前、不追修於旣敗之後。故知生難保而易散、氣難清而易濁、若能審機權、可以制嗜慾、保全性命。

포박자(抱朴子)가 말하기를, 한 사람의 몸은 한 나라의 형상과 같다. 가슴과 배는 궁궐에 비유할 수 있고 팔다리는 국경과 같고 뼈마디는 백관(百官)과 같고 주리(腠理)[1]의 사이는 네거리에 비유할 수 있다. 신(神)은 임금에 비유할 수 있고 혈(血)은 신하와 같고 기(氣)는 백성과 같다. 그러므로 지인(至人)[2]은 자신의 몸 관리를 성군(聖君)이 그 나라를 다스리듯 한다. 성군이 백성을 아끼면 나라가 평안해지듯이 지인(至人)도 그의 기(氣)를 아껴 몸을 온전케 한다. 백성이 피폐되면 나라가 망하듯이 기(氣)가 쇠하면 죽는다. 그래서 지인(至人)、상등의 선비는 병나기 전에 약을 먹으니 이미 병난 후를 뒤쫓는 일이 없다. 그러므로 생명은 보전키 어려우나 상실하기는 쉽고 기(氣)는 맑게 하기 어려우나 탁하게 되기는 쉽다.

만약 만물(萬物)이 변화하는 기틀을 살필 수 있다면 기욕(嗜慾)을 억제하여 생명을 보전할 수 있다.

且夫善養生者、先除六害、然後可以延駐於百年。何者是耶、一曰薄名利、二曰禁聲色、三曰廉貨財、四曰損滋味、五曰除佞妄、六曰去沮嫉。六者不除、修養之道徒設爾、蓋緣未見其益。雖心希妙道、口念眞經、咀嚼英華、呼吸景象、不能補其短促、誠緣捨其本、而妄求其末、深可誡哉。

양생(養生)에 능한 자는 우선 6해(六害)를 제거한 후 장생불로(長生不老)한 채 백년을 살려고 한다. 6해의 제거란 무엇인가? 첫째 명리(名利)를 가볍게 봄, 둘째 가무와 여색을 삼감, 셋째 재물을 탐내지 않음, 넷째 맛있는 음식을 적게 먹음, 다섯째 듣기 좋은 말과 꾸민 얼굴로 사람을 사귀며 허망한 언동을 하지 않음, 여섯째 타인을 비방하거나 질투하지 않음이다. 이 여섯을 없애지 않았으면 수양(修養)의 도(道)를 아무리 닦아도 모든 일에서 이로 인해 유익을 얻을 수 없다. 비록 마음으로 묘도(妙道)[3]를 앙망(仰望)하여 입으로 진경(眞經)[4]을 외우고 몸에 좋은 약초를 씹고 상서(祥瑞)로운 기(氣)를 호흡한다 해도 짧은 수명을 연장시킬 수 없다. 그것은 근본을 버린 채 망령되게 끝을 구했기 때문이니 깊이 경계할 만하다.

所以保和全眞者、乃少思、少念、少笑、少言、少喜、少怒、少樂、少愁、少好、少惡、少事、少機。夫多思則神散、多念則心勞、多笑則臟腑上飜、多言則氣海虛脫、多喜則膀胱納客風、多怒則腠理奔血、多樂則神邪蕩、多愁則頭髮憔枯、多好則志氣傾溢、多惡則精爽奔騰、多事則筋脈乾急、多機則智慮沉迷。斯乃伐人之生、甚於斤斧、損人之命、猛於豺狼。

이른바 심신(心身)을 화평케 하며 보익(補益)하여 천성(天性)과 진정(眞精)을 온전히 하려는 자는 생각을 줄이고 마음에 둠을 줄이고 적게 웃고 적게 말하며 적게 기뻐하고 적게 노하고 적게 즐거워하며 근심을 줄이고 좋아함을 줄이고 미워함도 줄이고 하는 일을 줄이고 계교(計巧)하는 마음도 줄여야 한다. 대저 많이 생각하면 정신이 흩어지고 많이 마음에 두면 마음이 피로하고 많이 웃으면 장부(臟腑)가 뒤집히고 많이 말하면 기해(氣海)가 허탈해지고 많이 기뻐하면 방광(膀胱)이 객풍(客風)[5]을 받아들이게 되고 많이 노하면 주리(腠理)에 혈액이 몰리고 많이 즐거워하면 마음과 정신이 삿되게 방탕(放蕩)해지고 많이 근심하면 머리털이 말라 꺼칠해지고 많이 좋아하면 지기(志氣)가 기울어 넘친다.[6] 많이 미워하면 정신이 위로 치솟고[7] 일이 많으면 근맥(筋脈)이 마르면서 땅기게 된다. 많이 계교하면 지혜와 생각이 크게 혼미해진다.[8] 이러한 것들은 사람의 생명을 찍어 쓰러트리는 도끼와 같고 사람의 생명을 훼손시키는 흉맹(凶猛)함이 시랑이、이리와 같다.

無久坐、無久行、無久視、無久聽。不飢勿强食、不渴勿强飮、不飢强食則脾勞、不渴强飮則胃脹。體欲常勞、食欲常少、勞勿過極、少勿至飢。冬朝勿空心、夏夜勿飽食。平起不在鷄鳴前、晩起不在日出後。

오랫동안 앉아있지 말고 오래 걷지 말며 오래 보지 말고 오래 듣지 말라. 배고프지 않은데도 억지로 음식을 먹지 말며 목마르지 않은데도 억지로 물마시지 말라. 배고프지 않은데도 음식을 먹으면 비로증(脾勞症)[9]이 생기고 목마르지 않은데도 억지로 음식을 먹으면 위창증(胃脹症)[10]이 생긴다. 몸은 항상 노곤(勞困)하게 하려고 하고 음식은 항상 적게 먹으려 하라. 노곤해도 지나쳐 극단에는 이르지 말며 배고플 정도로 적게 먹지는 말라. 겨울아침에는 뱃속이 비어있으면 안되고 여름철 밤에는 배부르게 먹지 말라. 잠자리에서 일어남에 있어 일러도 첫닭이 울기전은 불가하고 늦어도

해 뜬 후는 안 된다.

心內澄、則眞神守其位、氣內定、則邪物去其身。行欺詐則神悲、行爭競則神沮。輕侮於人當减筭、殺害於物必傷年、行一善則魂神樂、搆一惡則魄神歡。魂神好生　魄神樂死　常以寬泰自居、恬惔自守、則神形安靜、災害不干、生錄必書其名、死籍必削其咎。養生之理、盡於此矣。

마음이 안에서 맑으면 진신(眞神)[11]이 제 자리를 지키게 되고 기(氣)가 안에서 안정되면 사기(邪氣)가 몸을 떠난다. 거짓되게 속이는 행동을 하면 몸 안의 진신(眞神)이 슬퍼하고 경쟁하고 다투는 행동을 하면 몸 안의 진신이 실망한다. 다른 이를 업신여겨 모욕하는 자는 수명일(壽命日)이 감소되고 생물(生物)을 해쳐 죽이면 반드시 수명년(壽命年)이 감소된다. 하나의 선(善)을 행하면 혼신(魂神)이 즐거워하고 하나의 악(惡)을 행하면 백신(魄神)이 기뻐한다. 혼신(魂神)은 삶을 좋아하고 백신(魄神)은 죽음을 좋아한다. 항상 마음을 너그럽고 편하게 살아가고 마음을 맑고 고요하게 가져 자신을 지켜나가면 몸도 편안하면서 재해도 침범하지 못하게 되며 사적(死籍)에서 그 사람의 잘못은 지워지고 생록(生錄)에 그 이름이 반드시 기록된다.[12] 양생의 진리는 이 문장에 다하도록 실었다.

至於鍊還丹以補腦、化金液以留神、斯乃上眞之妙道。蓋非食穀啗血者、越分而修之。萬人之中、得者殊少、深可誡焉。

양생술을 닦아 환단(還丹)[13]을 제련하여 먹어서 뇌를 보하고 금액(金液)[14]을 만들어 먹어서 신혼(神魂)이 계속 몸에 머물게 할 정도에 이르러야[15] 최상의 참된 묘도(妙道)를 얻었다고 할 수 있다. 이는 모두 곡식과 육류를 먹는 자들의 수준을 뛰어넘어 수도(修道)하는 것이다. 만사람 중에도 묘도를 얻은 자는 매우 적으니 깊게 삼가 수도해야 한다.

老君曰、存吾此道、上士全修延壽命、中士半修無災病、下士時修免夭橫。愚者失道、擯其性、斯之謂歟。

노군(老君)이 말하기를, 나의 이 도(道)를 보존하여 닦으면, 상등의 선비는 완전하게 닦아 수명을 연장하고 중등의 선비는 반을 닦아 재난과 병이 없게 되며 하등의 선비는 필요한 때에만 닦아 횡액(橫厄)을 면한다. "어리석은 자는 도(道)를 잃어서 참 성품을 떨쳐버리고 날뛴다." 라는 말은 노군의 하등의 선비를 지칭한 것이 아닐까?

【註 解】

1) 주리(腠理): 《金匱·臟腑經絡先後病脈證篇》에 이르기를, 腠는 三焦가 元氣와 會通하는 곳이다. 이곳은 皮膚와 臟腑가 交通하는 곳이다.

2) 지인(至人): 得道한 道人.

3) 묘도(妙道): 道教의 眞理. 혹은 심오한 바른 道理.

4) 진경(眞經): 道教의 경전. 혹은 진리를 기록한 경전.

5) 객풍(客風): 외부의 風邪.

6) 많이 좋아하면~ 넘친다: 마니아, 혹은 팬이 되어 常道에서 벗어난 언동을 하는 것.

7) 많이 미워하면~ 치솟고: 분노가 치밀어 火氣가 上衝하는 것.

8) 많이 계교하면~ 혼미해진다: 깊게 생각하여 헤아려 보고 의심하여 궁리하면 자기가 만든 생각에 스스로 빠져 지금까지 믿었던 모든 이치가 틀린 것처럼 생각되어 혼란에 빠져버린다.

《道德經•二十章》曰, 학문을 버리면 근심이 없다.(絶學無憂。)

9) 비로증(脾勞症): 脾臟의 허약성 병변을 총칭하는 단어. 증상은 식욕감퇴、소화불량、四肢倦怠、脹滿.

10) 위창증(胃脹症): 胃가 가득 찬 느낌이 있으면서 소화가 안 되는 증상.

11) 진신(眞神): 神魂、靈識.

12) 다른 이를 업신여겨~ 그 이름이 반드시 기록된다: 道教의 이론에 의하면, 司命神이 사람의 善惡을 감찰하여 上帝에게 고하면 악행을 한 자는 수명에서 算紀를 빼앗는데 一算은 100일이고

一紀는 300일이다. 그러나 반드시 算紀의 단위는 아니고 1日、2日 등으로 빼앗기도 한다.

司命神의 역할은 道書마다 다른데, 北斗星君、竈王、인체에 있는 三尸神 등이 제일 많다. 악행이 많으면 수명을 모두 빼앗겨 빨리 죽고 선행을 많이 하면 수명이 더해져 死籍에서 그 이름이 지워져 염라대왕의 사자가 찾아오지 않는다고 한다. 이러한 算紀論을 적은 책을 《功過格》이라고 한다.

13) 환단(還丹): 金丹, 九轉還丹의 異名. 水銀을 비롯한 硫黃化合物을 9번 제련하면 한 번 제련할 때마다 화학변화를 일으켜 9번째에는 영구불변의 太一과 같게 된다. 이러한 환단을 먹으면 長生不死한다고 한다. 또는 黃帝九鼎丹중에서 4번째 神丹을 가리킨다.

《抱朴子•金丹篇》曰, 대저 金丹의 재료가 되는 약물은 오래 제련할수록 변화가 妙하게 된다. 黃金을 불에 넣어 백번 제련하여도 녹지 않을 정도인 것은 땅에 묻어놓아도 天地가 마칠 때까지도 썩지 않는다. 이러한 金丹과 黃金을 먹으면 몸이 煉化되어 不老不死한다.(夫金丹之爲物　燒之愈久　變化愈妙。黃金入火　百煉不消　埋之　畢天不朽　服此二藥　煉人身體　故能令人　不老不死。)

14) 금액(金液): 金을 제련하여 녹여서 액체화 시킨 것.

15) 신혼(神魂)이 계속~ 이르러야: 神魂이 몸을 떠나면 죽으니 이는 살아있다는 뜻이다. 건강한 육체는 神魂이 몸에서 분리되지 못하게 하는 족쇄、쇠사슬과 같은 역할을 하고 있다. 그러나 得道하면 건강한데도 世緣이 다하는 순간 神魂이 몸을 떠난다.

○ 장자양생난해구(莊子養生難解句)

指窮於爲薪、火傳也、不知其盡也。

《莊子•內篇•養生主第三》

손가락이 장작 지피는 일을 다 하면 불길이 전해져 언제 꺼질지 모른다.

諸家의 直譯

장작은 육체이고 불은 정신이니 養生하면 수명을 늘려나갈 수 있다.

諸家의 意譯 1

장작은 육체이고 불은 정신이니 육체가 소멸된다면 정신은 다른 몸으로 태어난다.

諸家의 意譯 2

몸 안에 精이 궁핍하면 心火가 精을 불태워 언제 죽을지 모른다.

金載斗의 意譯

此句는 역대로 異說이 분분하나 대체적으로 郭慶藩의 注 "養生하면 수명을 늘려나갈 수 있다."를 따르고 있다. 譯者도 主旨의 外形은 곽경번의 설과 같으나 此句는 양생의 방법까지 仙道的으로 隱秘하였다고 보는 점에서 다르다.

우선 독자 여러분이 필수적으로 "《養性延命錄序》의 註 11) 3보(三寶)"와 "《敎誡篇第一》註 80) 수(水)와 화(火)이니~ 해가 된다."를 숙독하신다면 此句의 해석에 큰 도움이 될 것이다.

此句가 《養生主》의 末句이니 상식적으로 예상할 수 있는 결론을 歸納해 보자.

첫째 本篇의 主旨인 양생적인 내용일 것, 둘째 靈魂不滅의 來世觀이 아닌 現世의 행복을 추구하는 道家哲學的인 내용일 것, 셋째 가능하다면 도가철학의 수행체계인 仙道의 원리를 포함하고 있어야 한다.

역자는 此句에 대해 여러 해 동안 按考하다가 결국 上述한 意譯을 하였다. 즉 詳說하면 薪은 장작、섶、땔나무인데 이는 인체라고 보았다. 火傳, 즉 불이 계속 타들어가려면 水分이 窮해야 하니 窮은 인체의 생명원액인 精의 궁핍을 의미했다고 보았다. 곽경번은 火를 생명력으로 보았으나 역자는 火를 생명력의 수분인 精을 枯死시키는 원수라고 보았다. 그런데 인체에서 火를 주관하는 五臟은 心이니 이는 心이 사물을 인식하고 상상하여 慾火를 발생시키고 五臟火까지 轉變發生시켜 精氣神을 고갈케 하고 水火未濟가 되게 하여 생명을 마치게 하기 때문이다.

朱震亨 《格致餘論》曰, 周子가 말하기를, 정신은 知를 발생시킨다. 知중의 五性이 感物하여 萬事를 알게 되니 이렇게 知가 있은 후 五性이 感物하면 不能과 不動이 있게 된다. 動者를 《內經》에

서는 五火라고 한다.(周子曰 神發知矣 五性感物而萬事出 有知之後 五者之性爲物所感 不能不動 謂之動者 卽內經五火也。)

五火는 五臟火인 心火、肝火、脾火、肺火、腎火이니 이들은 모두 知로부터 생기는 心火가 主火가 될 수밖에 없다. 心火는 지식、仁義의 작용적 주체이기 때문에 지식、인의、도덕 등이 사람을 파멸케 하는 원리는 《莊子》에 번다할 정도로 언급되었다.

《莊子•德充符》曰, 聖人은 자유롭게 노닒으로써 지식을 재앙으로 여긴다.(故聖人有所遊 而知爲孼。)

《莊子•胠篋》曰, 聖心을 잘라버리고 지혜를 버리면 큰 도둑이 없어진다.(絶聖棄智 大盜乃止。)

《莊子•繕性》曰, 옛날 몸을 보존하려는 사람은 변설 따위로 지혜를 꾸미지 않고 천하의 상황을 알려고 하지 않았으며 德을 규명하려고 하지 않았다.(古之存身者 不以辯飾知 不以知窮天下 不以知窮德。)

《莊子•列禦寇》曰, 지혜로우면 밖으로 통하게 되고 용맹한 행동은 원한을 얻게 되며 仁義로우면 책망을 받게 된다.(知慧外通 勇動多怨 仁義多責。)

이로써 보면 心火의 감촉작용으로 얻어진 지식、지혜、仁義道德의 피해를 땔나무를 태우는 불에 비유한 莊子의 뜻이 自明해지니 《養生主》全篇의 大義와 通함을 알 수 있다. 즉 장자는 지혜、지식의 불이 五臟火를 일으켜 不老不死의 몸을 태운다고 隱秘的으로 闡明하였다.

참고로 此句에 대해 諸家의 註解를 소개하겠다.

1. 宋•褚白秀 《南華眞經義海纂微》 : 양생에 능한 자가 자신의 몸에 있는 火를 잘 보존하는 것을 이른 것이다. 몸은 장작과 같은데 몸이 불타 없어지면 정신은 後身에 의탁해야 한다. (善養生者　有以存之火之在彼　猶此薪也　而焰焰不動　神之託後身。)
2. 宋•呂惠卿 《莊子義集校》 : 불은 장작에 의지해 모습을 나타낸다. 불은 본시 장작이 아니나 이때는 장작이 되었다. 손으로 장작을 계속해 밀어 넣지 못하면 가지고 있는 땔나무를 언제 다 태울지 모른다. 불은 생명에 비유할 수 있고 장작은 몸에 비유할 수 있다. 이 원리를 통달했다면 살려고 노력하기 때문에 生이 있다고 할 수 있으니 이는 아직 죽지 않은 것이다. 그러니 어찌 哀樂을 가질쏘냐?(蓋火之所依而見者薪也　而火非薪也　其爲薪也　雖窮於指　而火之傳不知其盡也。火譬則生也　薪譬則形也。達此則知生之所以爲生者　未嘗有死也　奚哀樂之人哉。)
3. 宋•林希逸 《莊子鬳齋口義校注》 : 이는 死生의 이치를 비유한 것이다. 장작이 불타고 있는데 장작이 다 타 꺼질듯하면 손으로 장작을 밀어 넣으면 타는 불을 계속 볼 수 있다. (此死生之喩也　謂如以薪熾火　指其薪而觀之　則薪有窮盡之時。)
4. 明•陸西星 《南華眞經副墨》 : 불은 장작을 얻으면 타게 되니 불이 전해져 장작이 다 탈 때쯤에 손으로 장작을 밀어 넣으면 계속 불타는 것을 볼 수 있다. 이는 우주원소 火를 稟받은 사람의 元神을 말한다.(喩如火相得薪則傳　指薪而

觀會　有窮盡　喩四大火喩元神。)

5. 明•焦竑 《莊子翼》 : 장작에서 불이 다른 장작으로 전해지는 것은 정신이 다른 몸으로 전해지는 것이다.(火之傳異薪猶神之傳異形。)
6. 淸•胡遠濬 《莊子詮詁》 : 錢澄之가 말하기를, 손으로 장작에 불을 붙이어 장작이 거의 타게 될 때쯤 되면 손은 궁해지나 불은 아직도 타고 있다. 땔나무는 끝이 있는 인생을 이른 것이다.(錢澄之曰　指薪爲火　此薪旣盡　所指窮矣而火固在也。薪謂有涯之生。)
7. 淸•王先謙 《莊子集解》 : 장작이 부족하면 손으로 나뭇가지를 분질러 계속 밀어 넣어 태운다. 장작이 다 타버리는 것은 몸이 없어지는 것에 비유할 수 있으니 몸은 죽어도 정신은 不滅한다.(以指析木爲薪　薪有窮時　形雖往　而神常存。)
8. 淸•王夫之 《莊子解》 : 한계가 있는 것이 한계가 없는 것을 따름은 불이 타들어가는 것과 같아서 다함을 알 수 없다. 비유하면 장작이 얼마 남았는지 모르면 손가락을 구부려 장작을 모두 밀어 넣어 불이 꺼지지 않게 하라.(以有涯隨無涯火傳矣　猶不知薪之盡也　夫薪可屈指盡　而火不可窮。)
9. 淸•郭慶藩 《莊子集釋》 : 이는 養生하면 수명이 이어진다는 뜻이다. 땔나무에 불이 전해져 타는 것은 생명이 이어지는 것이다.(納養命續　故爲薪而火傳　火傳而命續。)
10. 中國•崔大華 《莊子岐解》 : 손가락으로 땔나무를 집어넣어 장작불이 꺼지지 않게 하라.(手指添薪　燃火不絶。)
11. 臺灣•黃金鋐 《莊子讀本》 : 指는 脂의 오류이고 혹은 假借했을 수도 있다. 장작을 태우는데 동물성 지방이 없음은 완

전히 다 타는 시간을 이르는 것이다.(指爲脂之誤　或假借爲脂　脂窮於爲薪　謂燭薪　有燒完盡的時候。)

12. James R. Ware 《The saying of Chang tzu》 천하 만물은 돌봄에 비해 죽기 쉬우니 불이 타고 있는 동안에 꺼지는 느낌이 안 들도록 계속 돌보아야 한다.(Universals are more perishable than kindling, for while the fire continues, the kindling does not feel extinguished.)

맺음말

불교에서는 모든 생물이 자신이 지은 선악의 업보에 따라 지옥、아귀(餓鬼)、축생、수라(修羅)、인간、천상의 6계(六界)를 윤회한다고 한다. 최상의 복락은 천상계에서 누릴 수 있고 인간계는 두 번째라고 하나 일설에는 적당히 고생하는 인간계가 오히려 향상할 수 있는 자극제가 천상계보다 많아 천인(天人)들도 해탈득도(解脫得道)하기 위해 인간계를 부러워한다고 한다.

그러면 천인들도 부러워하는 인간계가 지닌 고통은 무엇인가? 생(生)、노(老)、병(病)、사(死)의 4고(四苦)이다. 그러나 이 4고는 반성과 참회하여 향상의 발판이 되어야지 미망(迷妄)속에 안주하는 집이 되어서는 안 될 것이다. 굳건한 발판이 될 육체에 대한 바른 지식을 가지고 명공(命功)을 하면 성공(性功) 또한 얻을 수 있음이 양생학(養生學)과 선도(仙道)의 장점이다. 그러나 불교의 계(戒)、정(定)、혜(慧)의 3학(三學)공부도 부수적으로 얻어지는 양생의 효과는 다대(多大)하니 이러한 지계청정(持戒淸靜)과 수심(修心)도 수행할 가치는 충분히 있다.

《아함경(阿含經)》에 이르기를, 한 장자(長者)가 죽림정사(竹林

精舍)를 방문하여 부처님에게 물었다.

“부처님! 부처님의 제자들은 젊은 나이에 극히 소량의 음식만 먹는데도 왜 그리 건강하며 표정이 밝습니까?”

부처님이 답하기를 “제자들은 마음속에 과거가 없고 미래도 없고 오직 현재만 있기 때문이오.”

이는 현대인에게 시사(示唆)하는 바가 매우 크다. 현대인은 어느 시대 사람보다도 엄청난 지식과 정보를 가졌으니 자신과 남의 과거、현재、미래를 더욱 많이 깊게 비교、분석、검토할 수 있다. 그러나 그 결과는 대부분 후회、불안、비하감、분노、두려움、근심이니 이러한 지식과 정보는 결국 스트레스를 생기게 하여 각종 질병을 부르니 이 스트레스야말로 현대인의 여러 난치병의 원인이라고 할 수 있다. 이러한 스트레스가 만병의 원인이라면 모든 병은 마음만으로도 고칠 수 있다는 등식(等式)도 성립되지 못할 수 없다. 그런 의미에서 1970년대에 분과(分科)된 심신상관의학(心身相關醫學)은 시대가 흐를수록 그 역할이 중요해지고 있다.

불교의 “모든 것은 오직 마음이 만들었다.(一切唯心造。)”만 음미해보더라도 인간의 병 또한 잘못된 마음의 나타남이 아니라고는 할 수 없으니 마음으로 소멸시키지 못할 수 없다. 이러한 불교의 무심、무욕의 유심(唯心)적 철학과 근거를 같이하는 노장(老莊)、양생학、선도의 염담무위(恬淡無爲)、허심합도(虛心合道)의 철학은 세상을 건널 수 있는 뗏목이니 작게 여겨도 몸 하나는 다스릴 수 있는 방법이다.

사람의 행복은 본인 마음의 행복이지 남이 칭찬하고 부러워하는 외형적인 행복은 아니다. 이념을 줄여나가면 생각이 줄게 되므로 근심、걱정이 없어지고 자연히 하는 일도 줄게 되므로 한가롭게 되어 과로하지 않게 된다. 이것이 바로 참된 양생(養生)이지 여러 방법들은 곁가지에 불과하다.

끝으로 독자여러분께서 양생법을 실천하여 거병경신(祛病輕身)、지족상락(知足常樂)하면서 연년익수(延年益壽)、반로환동(返老還童)하시기를 삼가 기원한다.

2012년 12월 1일

夢符 金載斗

참고도서

⊙ 古典및 原書

○ 陳鼓應, 老子注譯及評介(北京: 中華書局, 1996)

○ 河上公, 老子道德經河上公章句(北京: 中華書局, 1993)

○ 郭慶藩, 莊子集釋(北京: 中國書店, 1988)

○ 褚白秀, 南華眞經義解纂微: 道藏要籍選刊本(上海: 上海古籍出版社, 1986)

○ 陸西星, 南華眞經副墨: 藏外圖書本(四川: 巴蜀書社, 1994)

○ 西溪焦叟, 南華經註解刪補(大田: 學民文化社, 1998)

○ 呂惠卿, 莊子義集校(北京: 中華書局, 2009)

○ 王先謙, 莊子集解(北京: 中華書局, 1999)

○ 焦竑, 莊子翼(臺北: 廣文書局, 中華民國, 68年)

○ 胡遠濬, 莊子詮詁(合肥,: 黃山書社, 1996)

○ 林希逸, 莊子鬳齋口義(北京: 中華書局, 1996)

○ 崔大華, 莊子岐解(河南: 中州古籍出版社, 1988)

○ 黃金鉱, 莊子讀本(臺北: 三民書局, 中華民國81年)

○ James R. Ware, The sayings of chuang tzu. (臺北: 文致出版社, 中華民國69年)

○ 王明, 抱朴子內篇校釋(北京: 中華書局, 1996)

○ 陸西星, 無上玉皇心印妙測經疏: 方壺外史叢編本(臺中: 自由出版社, 中華民國46年)

○ 陳虛白, 規中指南: 養生長壽秘訣集成本(臺中: 自由出版社, 中華民國45年)

○ 張載, 張子正蒙(上海: 上海古籍出版社, 2008)

○ 劉安, 淮南子(臺北: 大灣中華書局, 中華民國63年)
○ 還初道人, 列仙傳(北京: 中國社會科學出版社, 1996)
○ 高濂, 遵生八牋校注(北京: 人民衛生出版社, 1994)
○ 方春陽, 中國氣功大成(長春: 吉林科學技術出版社, 1989)
○ 馬書田, 中國道教諸神(北京: 團結出版社, 1995)
○ 馬書田, 中國佛教諸神(北京: 團結出版社, 1994)
○ 馬書田, 華夏諸神(北京: 北京燕山出版社, 1990)
○ 劉志文, 中國民間信神俗(廣州: 廣東旅游出版社, 1997)
○ 馬元臺·張隱庵合註, 黃帝內經素問靈樞合編(臺北: 臺聯國風出版社, 中華民國57年)
○ 啓玄子王氷, 黃帝內經(臺北: 文光圖書有限公司, 中華民國66年)
○ 李時珍, 本草綱目1~4卷(北京: 人民衛生出版社,1975)
○ 李時珍, 本草綱目上·下卷(臺北: 文光圖書有限公司, 中華民國71年)
○ 許浚, 東醫寶鑑(서울: 南山堂, 1977)
○ 張仲景, 仲景全書(서울: 大星文化社, 1989)
○ 陳夢雷, 醫部全錄1~12卷(서울: 成輔社, 1982)
○ 傅景華, 古代驗方大全(北京: 中醫古籍出版社, 1990)
○ 甄志亞, 中國醫學史(서울: 一中社, 1992)
○ 王新華, 中醫歷代醫論選(南京: 江蘇科學技術出版社, 1983)
○ 胡孚琛, 中華道敎大辭典(北京: 中國社會科學出版社, 1995)
○ 陸錦川, 氣功傳統術語辭典(成都: 四川科學技術出版社, 1988)
○ 黃海德·李剛, 簡明道敎辭典(成都: 四川大學出版社, 1991)
○ 李叔還, 道敎大辭典(杭州: 浙江古籍出版社, 1990)
○ 李養正, 道敎手冊(鄭州: 中州古籍出版社, 1993)
○ 陳永正, 中國方術大辭典(廣州: 中山大學出版社, 1991)
○ 慈怡, 佛光大辭典1~8卷(高雄: 佛光出版社, 1989)

○ 林尹·高明, 中文大辭典1~10卷(臺北: 中國文化大學出版部, 中華民國 74年)

○ 夏征農, 辭海(上海: 上海辭書出版社, 1989)

○ 謝觀原, 東洋醫學大辭典(京城: 杏林書院, 1954)

○ Mantak Chia, Taoist secrets of love(New York: Aurora press, 1984)

○ Mantak Chia•Manee wan chia, Cultivating female sexual energy, (Huntington: Healing tao books, 1990)

⊙ 國內書

○ 無盡藏譯解, 金剛般若波羅密經(서울: 國淸會, 1996)

○ 金秀吉·尹相喆譯, 陰符經과 素書(서울: 大有學堂, 1996)

○ 葛洪·劉何, 神仙傳·列仙傳(서울: 新明, 1982)

○ 安東林譯註, 莊子(서울: 玄岩社, 1993)

○ 安炳周•田好根譯註 莊子1(서울: 傳統文化研究會, 2007)

○ 張基槿·李錫浩譯, 老子·莊子(서울: 三省出版社, 1982)

○ 張基槿·金琫永, 淮南子·抱朴子(서울: 大洋書籍, 1972)

○ 成百曉, 周易傳義上·下(서울: 傳統文化研究會, 2002)

○ 金碩鎭, 周易占解(서울: 大有學堂, 1994)

○ 韓東錫, 宇宙變化의 原理(서울: 杏林出版社, 1989)

○ 韓圭性, 易學原理講話(서울: 東方文化, 1994)

○ 重山學會, 周易과 世界(서울: 東信出版社, 1990)

○ 大韓曆法研究所, 新南山萬歲曆(서울, 大地文化社, 1999)

○ 都珖淳譯, 道教와 不老長壽醫學(서울: 열린 책들, 1992)

○ 이정환 역, 도교의 신과 신선이야기(서울: 뿌리와 이파리, 2004)

○ 沈鍾哲譯解, 性理學全書(서울: 大地文化社, 1986)

○ 말씀보존학회譯, 한글킹제임스성경(한영대역)(서울: 말씀보존학회, 1995)

○ 金載斗, 夢占逸旨(서울: 도서출판 은행나무, 2008)

○ 申佶求, 申氏本草學各論(서울: 壽文社, 1973)

○ 黃道淵, 大方藥合編(서울: 杏林出版社, 1977)

○ 崔容泰·李秀鎬, 精解鍼灸學(서울: 杏仁書院, 1974)

○ 李鉉淙, 東洋年表(서울: 探求堂, 1993)

○ 김영수, 中國歷代政權情報表(서울: 圖書出版 蒼海)

찾아보기

ㄱ

ㅇ

ㅈ

ㅎ

김재두

○ 1951년 전북 군산 출생
○ 동국대 불교대학원 불교학과졸업(석사), 1994.
○ 중국 흑룡강중의대학 명예석좌교수, 1996.
○ 동대학 대학원졸업(석사), 1999.
○ 수원시한의사회관 기공학강의, 1998~2003.
○ 상지대 한의과대학과 대학원의 외래교수, 2001~2006.
○ 세명대 한의과대학의 겸임교수, 2008~현.
○ 역서: 《寒山子詩集》 (서울: 경서원, 2005)
《夢占逸旨》 (서울: 은행나무, 2008)
《三元延壽書》 (한국학술정보, 2011)
《隋唐志》 1~5 (학고방, 2011)
《五代志》 上·下(학고방, 2011)

■ **지성식자실**(010-3198-5351, 14hanung@hanmail.net)

양성연명록
養性延命錄

초판 인쇄 2013년 1월 15일
초판 발행 2013년 1월 25일

저 자 | 齊梁·陶弘景
역 주 | 김재두
펴 낸 이 | 하운근
펴 낸 곳 | 學古房

주 소 | 서울시 은평구 대조동 213-5 우편번호 122-843
전 화 | (02)353-9907 편집부(02)353-9908
팩 스 | (02)386-8308
전자우편 | hakgobang@chol.com
홈페이지 | http://hakgobang.co.kr
등록번호 | 제311-1994-000001호

ISBN 978-89-6071-289-8 93510

값 : 14,000원

※ 파본은 교환해 드립니다.